胃

沒來由的

都知道答案

腹中出現巨石、沒感冒卻咳嗽不斷

丁彬彬 ── 著

魚刺 不小心卡在喉嚨，喝酸的東西有用嗎？

口腔潰瘍 怎麼也好不了？你的腸胃可能正在發炎！

咳到肺都要掉出來了，竟然是　　　　　　　導致？

目錄

目錄

目錄

目錄

序一　傳遞醫學溫度的科普

十月的一天，一個年輕人走進我的辦公室，他說：「院長，我想請您幫我的書寫『序』。」

他叫丁彬彬，消化內科主治醫師，認識他首先是從醫院官方帳號開始，他發表過很多科普文章，有時也會寫一些行醫感悟，但凡讀過他文章的人，都知道他文筆細膩、文風嚴謹，無論在同事還是患者那裡，都有不錯的口碑。

如今，這樣一名優秀的醫生又要出版一本科普圖書，所以我非常高興接受他的邀請來為這本書作序。

在和彬彬聊天的時候，我對他說，雖然我是院長，但同時也是一名骨科副主任醫師，我也是從一名普通醫生過來的，對於醫學，我有著自己獨特的感觸，很多人覺得醫學是冰冷的，這是不對的，醫學應該有溫度，也需要有溫度。

只要有溫度，溫暖就可以傳遞，循環，生生不息。

那麼，醫學的溫度如何傳遞？

我曾與很多年輕醫生探討過這個問題，他們說到了醫患溝通，說到了醫者的仁愛之心，也說到了醫生的信念與勇氣，但

是，我覺得有一點同樣很重要，那就是做好科普。

這一點在與彬彬的談話中，我感觸頗深。

首先，一名年輕醫生能利用自己的休閒時間去寫科普，這就很難得。醫生寫科普，除了要給同行看，給患者看，更重要的受益者還是大眾。過去，因為缺少發達的網路，再加上醫生的重點都放在專業學術上，缺少通俗易懂的科普知識，一旦某些重大疫情發生時，總是會謠言滿天飛，但網路的發展讓我們迎來了新媒體，如今很多醫生都建立了自己的官方帳號、粉絲專頁，有些粉絲達到了 10 萬、20 萬，甚至破百萬，透過及時更新科普文章，在短短的幾小時之內，就可以獲得很大的閱讀量，想想看，這將會為整個社會帶來多麼大的益處。科普的普及，讓越來越多的人能夠了解疾病、認識健康，從而更好地做到預防，也有效遏制了某些以假亂真的謠言，讓大眾掌握了可靠的健康知識。

其次，科普的溫度來源於科普者的內心。一名優秀的科普工作者往往要具備耐心、決心和恆心，三天打魚兩天晒網是不行的，沒有熱情也是不行的，正因為熱愛，正因為無私奉獻的高貴品格，所以才會一直堅持去做科普。聽彬彬說，他已經堅持科普創作五年，我非常欣慰，正因為這份執著和熱情，才使得他寫出來的科普一點都不冰冷，我認為文字是有溫度的，它

們如同一個個鮮活的生命，躍然紙上。

　　最後，有溫度的科普文章才能更普及。我與彬彬探討了學術與科普的區別，我們一致認為雖然學術對於醫生很重要，比如《科學引文索引》(SCI)文章，但它卻無法普及，非醫學人士看不懂，有時也難以接觸到，但科普文章就不同了，它以科學為基礎，普及才是目的，如果醫生像寫學術那樣寫科普，它將失去溫度，大眾也不會願意看，如果醫生能夠為其穿上「溫度」的外衣，則一切截然不同。好的科普，有溫度的科普，不應該是沉悶刻板，它應該生動有趣，也應該能打動人心，有時我們看到好的科普文章，會哈哈大笑，有時我們看到融入行醫手記的科普文章，也會被其中真摯的感情所打動，這就是有溫度的科普文章。

　　如今，堅持了五年科普創作的彬彬，終於用半年左右的時間寫了一本消化科普圖書。

　　我花了很長時間來閱讀，一直到今天才動筆，依然還是那個文筆細膩、文風嚴謹的彬彬，寫出來的東西也是那麼真摯，所以我認為這是一本有誠意的科普圖書。

　　彬彬用 20 幾萬字詳細描述了整個消化系統的常見病、多發病，加入了真實的行醫手記，讓看似簡單的科普文章有了人文精神，我相信，有幸看過這本書的人，一定會有所收穫。

序一
傳遞醫學溫度的科普

比如他在書中寫的有關消化道異物、消化道腫瘤、幽門螺桿菌、腸道益生菌、食品安全，以及喝酒和如何正確用藥等方面的科普知識，都與我們日常的生活方式密切相關，用一句流行的話說：非常接地氣。

我相信有很多人在讀這本書之前還保持著某些不健康的生活方式，或者自認為正確其實卻是錯誤的家庭用藥、急救知識。我推薦你們來看這本書，相信看完後一定會受益匪淺。

作為人體器官最多的系統，消化系統是否正常，直接關係著我們的健康，正如彬彬所說，他身為消化內科的主治醫師，在臨床一線工作了很多年，各種疑難病例、經驗累積為他的科普創作提供了無窮的素材。工作的時候，他耐心與患者溝通，將複雜的醫學概念轉化為通俗易懂的知識告知患者，他與很多患者長期保持 LINE、電話聯絡，長時間的追蹤隨訪甚至與他們成為了很好的朋友，而業餘時間創作科普的時候，他又把這些點點滴滴記錄下來，讓更多的人了解科普，掌握知識。據我所知，迄今為止，他已經創作科普文章達上百萬字，10 萬以上閱讀量的文章數不勝數，而超過百萬閱讀量的文章也有很多。

溫暖是可以傳遞的，也是可以循環的。醫學的溫度，就是從一顆心到另一顆心的溫度。兩顆心交流碰撞，就會產生巨大的正能量，匯聚成不可阻擋的正暖流。

身為一名院長，我很欣慰看到醫院的員工除了能做好本職工作，還能積極參與科普創作，為更多的人提供幫助，我也希望更多優秀的醫生能夠像彬彬一樣，保持良好的醫學素養和社會責任感，做真正有溫度的科普。

蔡安烈

序二

序二

　　當我受到丁彬彬醫生邀請我為他的科普書作序時，真的是有點意外，更是讓我有一點好奇。我一直對醫學知識的科普很感興趣。直覺讓我覺得這個醫生有很強的探索精神，所以我就讓他把書稿傳了過來。

　　在閱讀的過程中，我被他生動的語言和巧妙的構思所吸引，也為他嚴謹的學風所感染。我認為這本書不是簡單地介紹一些基本的知識，而是將消化病學中的許多個熱點問題進行了深入淺出、通俗易懂的討論。並且他的每一個論述都力爭準確，每一個觀點都有據可查。因此，這是一部非常優秀的科普作品。

　　這使我想起了我在童年時最喜歡的一套書《十萬個為什麼》。記得《十萬個為什麼》每個開篇都是一個非常生動的故事，正是這些故事勾起了我探究的渴望，然後一直將一個章節讀完。透過一個個故事的講述和一個個為什麼的解答，使我學到了很多的科學知識。我覺得就是從那時起，我真正地愛上了科學，愛上了去探究世界的祕密。

醫學科學是一門特別深奧複雜的學問。在許多人看來是既神祕又高深，既重要又遙遠。在這個網路資訊時代，每個人都十分的繁忙，有時真的感覺最大的困擾是沒有辦法去接收和處理那些漫天飛舞的，來自各個方面的無序的、真假混雜的資訊，更是很難靜下心來認真地去分析、品味、鑑賞和消化那些有用的、真實的資訊。

隨著生活水準的逐步提高，人們對健康的追求也越來越高，也有越來越多的人關心自己的健康，渴望學習和掌握一些正確的醫學和健康知識為自己的身體保駕護航。但是那些艱澀難懂的醫學書籍，沒有 7 年大學的寒窗苦讀，是沒有多少人能夠理解和掌握的。而很多打著養生旗號的偽科學，占據了醫學科普的陣地，誤導了一大批渴望健康的百姓。

在我們的臨床工作中，因為缺乏醫療常識，因為吸收了錯誤的資訊和觀念，甚至上了虛假廣告的當而致病或者導致延誤治療的例子比比皆是。因此，用科學的方法向各位讀者灌輸正確的知識，是一件刻不容緩的事情。

讀了丁彬彬醫生所寫的這本書，我能夠深切地體會到他所付出的巨大努力和艱辛勞動。他用精心的構思，在每個章節都給人一個引人入勝的開始，使每個人都能充滿好奇心地把整個故事讀下來。這種通俗易懂、循循善誘的寫作方法，讓大家在

輕鬆的語境下學到了科學、準確的醫學知識。

　　他所介紹的內容，包含了巨大的資訊量，可以想像他是閱讀了大量的文獻才能夠完成這部作品。而且他的每一個故事的科學基礎都是非常準確的，除了大量閱讀，扎實的臨床功底、縝密的臨床思維和精心的推敲寫作更是完成這部作品的堅實基礎。

　　一個年輕人在完成繁重的醫療工作的同時，還能夠抽出時間寫出這樣一本科普作品來，他所付出的努力是可想而知的。這樣一本科普作品並不遜色於一篇 SCI 文章，因為對於百姓的健康來說，它同樣具有重大的意義。

　　因此，我相信丁彬彬這本書一定會得到各位讀者的青睞，也會成為臨床醫護人員的案頭參考書，它會幫助我們學習怎樣用更加通俗易懂的語言去和病人溝通。

　　相信會有越來越多的人喜歡他的作品。同時我也希望丁彬彬醫生繼續努力，把更多更好的資訊、更多更好的作品奉獻給大家。

劉冰熔

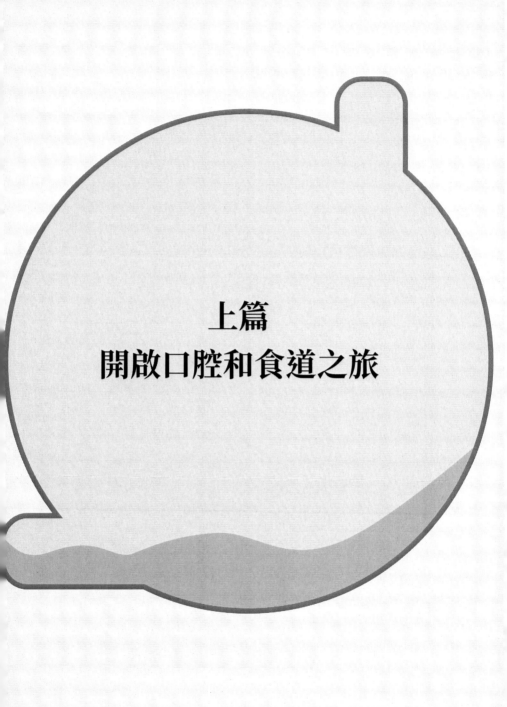

上篇
開啟口腔和食道之旅

第一章　食物的消化道之旅

　　一個陽光明媚的早晨，一名實習醫生出現在我的視線中，他手裡拿著醫務科開的實習證明，上面寫著，肖小傑，男，22 歲。

　　22 歲，多麼美好的年齡，看到這個朝氣蓬勃的學生，我的記憶不由自主又回到十年前，那時的我也是一名實習醫生，第一個實習的科室也是消化內科。

　　「年輕人，我來問你，消化系統包括哪兩個部分？」耳旁又迴響起老主任的聲音。

　　一切恍然如夢。

　　然後科主任的聲音將我的記憶瞬間斬斷，彷彿時空穿越了一般，我一下子又回到現實裡。

　　「小丁，這個學生就由你來帶吧！」科主任一聲令下，小傑就這樣成了我的學生。

　　不怕生，這是我對小傑的第一印象，交流之後，我又發現了他的諸多優點，他不但善於思考，而且勤學好問，私下裡他偷偷告訴我一個祕密，班上的同學都喊他為「十萬君」，正因為他的腦袋裡裝著各種奇思妙想，凡事都要問個為什麼，所以大

家才這麼叫他。

我嘴上不說，心裡卻知道自己非常喜歡愛發問的學生。

每個醫生都是從學生開始，一步一步，腳踏實地走過來的。實習前，學的是書本上的知識，雖說萬變不離其宗，但是醫學知識來源於書本，卻又遠遠高於書本，醫學高深莫測，即便一個人當了一輩子的醫生，可能依然存有無數困惑。包括我，即便工作十年了，但還是有一個又一個的問題，更何況是一個實習醫生呢？當發現現實與理論差別巨大的時候，他的內心便會不斷浮出一個又一個的「為什麼」！

為了讓十萬君更好地對消化系統有個整體概念，也為了一解他心中的困惑──人體的消化系統究竟是怎樣運轉的，我決定為他上一次課。

為了使內容不那麼生澀難懂，我突發奇想，於是一塊紅燒肉成了我的教具！我一本正經地問十萬君：「你知道紅燒肉的『消化道之旅』嗎？或者說一塊紅燒肉是如何變成糞便的？」

「老師……」十萬君愣愣地望著我，「消化……吸收……還有排遺。」他支支吾吾說了出來。

顯然不夠全面，或者說只是皮毛。

我趁機對十萬君說：「要想知道答案，首先你要了解消化系統的構造。」

十年前，當我還是實習醫生的時候，沒能回答好老主任

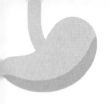

的提問。

　　之後，老主任詳細的解答讓我銘記於心，其實說來簡單，醫學上將消化系統分為兩部分 —— 消化道和消化腺，消化道包括口腔、咽、食道、胃、小腸（十二指腸、空腸、迴腸）和大腸（盲腸、闌尾、結腸、直腸和肛管），消化腺則包括口腔腺、肝、胰和位於消化道壁內的許多小腺體。

　　因為擁有著人體最多的臟器，所以消化系統在人體的地位可謂是舉足輕重。當然，只是知道消化道和消化腺的組成遠遠不夠，我們還需要了解它們各自的作用機理，在這裡，我為十萬君引入了兩種不同的消化方式 —— 機械性消化（mechanical digestion）和化學性消化（chemical digestion）。

　　機械性消化，又稱為物理性消化，是透過咀嚼吞嚥和消化道肌肉的收縮舒張運動，將大塊食物磨碎成小塊，從而使食物與消化液充分混合，並不斷地將食物往消化道遠端推送，最終抵達肛門。化學性消化則是由消化腺分泌多種消化液，消化液中含有消化酶，透過對蛋白質、醣類、脂肪等大分子營養物質進行化學分解，醣類分解為單醣，蛋白質分解為胺基酸，脂類分解為甘油及脂肪酸，簡單來說，就是大分子變成小分子，然後小分子營養物質再被小腸吸收進入體內，透過血液和淋巴液向全身輸送營養。

　　說到這，十萬君新的疑問來了，「老師，你說的這兩種消化

方式有先後之分嗎？」

　　有人說，沒有機械性消化，就不可能有化學性消化。的確，機械性消化讓我們首先獲得食物，但從咀嚼的瞬間開始，化學性消化也立刻啟動，如果用先後來區分，反倒忽略了它們的團結合作，事實上，它們就好比打虎親兄弟，上陣父子兵，環環相扣，缺一不可。

　　看著十萬君似懂非懂地點了點頭，理論結合實際這時就顯得尤為重要。想想看，面對美味的紅燒肉，飢餓的你第一反應是什麼？當然是衝上去狼吞虎嚥。看似簡單的過程，卻是紅燒肉的消化道之旅，也是一次驚險、曲折的冒險之旅。

紅燒肉的口腔之旅

　　紅燒肉進入口腔的一瞬間，消化吸收程序立即啟動，紅燒肉在口腔裡被反覆咀嚼，咀嚼過程中，我們的嘴唇、牙齒、舌頭、唾液腺及頜肌共同合作，嘴唇的閉合將食物含在口中，牙齒把食物嚼碎，三對大唾液腺（下顎下腺、腮腺和舌下腺）分泌的唾液和口腔壁上許多小唾液腺分泌的黏液，則造成溼潤、混合、溶解食物的作用，口腔裡的分泌液同樣屬於消化液，這種消化液裡含有唾液澱粉酶（salivary amylase），它是一種作用於可溶性澱粉（soluble starch）、直鏈澱粉（amylose）和糖原

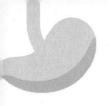

的酶，簡單點來說，它可以對食物中的澱粉進行初步分解。

　　我們都知道，在嚼饅頭的時候，剛入口的饅頭幾乎沒什麼甜味，但是隨著咀嚼時間的延長，會發現甜味越來越明顯。其中重要的原因就是，饅頭的主要成分是澱粉，唾液澱粉酶將澱粉分解成了有甜味的麥芽糖。

紅燒肉的食道之旅

　　被咀嚼後的紅燒肉與唾液形成食團，伴隨著吞嚥動作通過咽部進入食道，食道是連接咽和胃的消化道，當食團進入食道上端的一瞬間，食道肌肉即發生波形蠕動，使食團沿食道下行至胃，食道的蠕動波長 2 ～ 4 公分，速度為每秒 2 ～ 5 公分，按此速度計算，蠕動波從食道開口到食道末端大概需要 9 秒，其中液體最快，糊狀食物次之，固體食物最慢。

　　作為一個連接消化道，食道本身並沒有分泌和消化的功能，它好比連接兩個齒輪的傳送帶，主要作用是傳輸，而食道兩端的括約肌則相當於齒輪，醫學上稱之為上食道括約肌（upper espophageal sphincter, UES）和下食道括約肌（lower esophageal sphincter, LES）。

　　上食道括約肌的作用主要是防止食物逆流回咽腔，以免誤入氣管。同理，下食道括約肌的作用可以防止胃內食物逆流回

食道，但如果某些器質性疾病使這兩處肌肉的功能變得異常，那麼食物就可能出現逆流的現象。

紅燒肉的胃之旅

食團經食道進入胃，胃是消化道中最龐大的部位，能暫時儲存食物，這個時候胃壁肌肉的機械消化和胃液的化學性消化都開始發揮作用。

當然，紅燒肉在胃內的過程遠比在食道裡要複雜很多。

我對十萬君說：「紅燒肉的胃之旅可以分為兩步走。第一步，透過胃的容受性擴張，不但能保持胃腔容量增大，還能保持胃內壓力不升高，這樣就能更好地接收和儲存食物。第二步，紅燒肉入胃裡 5 分鐘後，胃即開始蠕動，蠕動能使食物與胃液充分混合，胃液是一種無色透明的酸性液體，它包括鹽酸、胃蛋白酶原（pepsinogen）、黏液和內在因子（intrinsic factor, IF），pH 為 0.9 ～ 1.5，正常成人每日胃液分泌量為 1.5 ～ 2.5 升，強大的酸性可以幫助胃液更好地磨碎消化食物，也能啟動胃蛋白酶原。

透過這兩步，食物中的蛋白質開始被胃液中的胃蛋白酶初步分解，被消化的食團逐步變成粥一樣的物質，醫學上稱之為食糜。食糜在胃的蠕動推送下分數次通過幽門進入十二指腸。

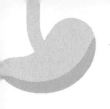

當然，通過幽門也並非那麼簡單，雖然胃的容量大，但是鄰居十二指腸的接收能力卻是有限的，因為十二指腸內酸、脂肪、滲透壓及機械擴張會刺激腸壁上的多種感受器，反射性地抑制胃蠕動，引起胃排空（gastric emptying）減慢，所以胃的排空是間斷進行的，完全排空的時間需要 4～6 個小時，總體而言，大塊食物的排空慢於小顆粒，3 種主要食物成分（醣類、蛋白質類、脂類）中醣類排空最快，蛋白質次之，脂類最慢。

　　為什麼飲食的時候要細嚼慢嚥，而且不能吃太多高脂肪類食物？從胃的排空我們就能看出，脂類排空最慢，太多會加重胃的負擔，造成胃輕癱（gastroparesis），畢竟胃的消化能力也是有限的。

紅燒肉的小腸之旅

　　食糜進入十二指腸後，就開始了小腸之旅，我們所說的十二指腸、空腸和迴腸，其實都屬於小腸，小腸全長 5～7 公尺，是人體最長的消化道，小腸黏膜形成很多環形皺褶和大量絨毛突入腸腔，皺褶和絨毛能使小腸黏膜的表面積增加 600 倍，而且食糜在小腸內停留的時間很長，一般是 3～8 小時。長度、特殊構造、停留時間，這些都決定了小腸是無與倫比的消化和吸收場所，在這裡，我們同樣要說兩種消化方式 —— 機

械性和化學性。

　　小腸的運動方式除了蠕動之外，還有一種重要的運動形式：分節運動。它是以環行肌為主的節律性收縮和舒張運動，這種運動的主要作用不是向前推進，而是讓食糜和消化液充分混合，便於進行化學消化，同時保證食糜與腸壁緊密接觸，為吸收創造良好條件。此外，它還能擠壓腸壁，有助於血液與淋巴回流。

　　至於化學性消化，小腸壁腸腺分泌的腸液、胰腺分泌的胰液、肝臟分泌的膽汁，共同構成了小腸的消化液，消化液使食糜變成乳狀，再經消化液中各種酶的作用，最終使醣類分解為單醣，蛋白質分解為胺基酸，脂類分解為甘油及脂肪酸。剩下的食糜殘渣、部分水分和無機鹽借助小腸的蠕動被推入大腸。

紅燒肉的大腸之旅

　　大腸主要包括結腸和直腸，它的主要功能就是吸收食物殘渣中的水分和電解質。

　　大腸也有多種運動方式，比如袋狀往返運動、分節運動和蠕動，但是這些運動方式都相對緩慢，對刺激的反應也比較遲鈍，所以食物殘渣有足夠的時間待在大腸裡。對於健康的人來說，這些殘渣的停留時間可以達到 18 ～ 24 個小時，對於某些

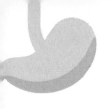

便祕的患者，甚至可以長達 72 個小時以上。

當然，大腸裡也存在大腸液，它是由在腸黏膜表面的柱狀上皮細胞及杯狀細胞分泌的，富含黏液和碳酸氫鹽，其 pH 為 8.3～8.4，能有效保護腸黏膜和潤滑糞便。

另外，大腸內含有許多細菌，這些細菌來自食物和大腸內部本身的繁殖，細菌的作用就是進一步分解食物殘渣，經細菌分解作用後的食物殘渣及其分解產物、腸黏膜的分泌物、脫落的腸上皮細胞和大量的細菌一起共同組成了糞便，最終經肛門排出體外。

說到這，紅燒肉的消化道之旅算是結束了，從美味佳餚到代謝廢物，聽起來是不是很神奇？

十萬君點點頭：「老師，了解食物的消化道之旅後才知道，即便只是一塊小小的紅燒肉，在人體裡被消化吸收的過程依然非常複雜。可以這麼說，每一步出了問題，都有可能造成這塊肉無法徹底發揮它的營養功效。」

「非常正確！消化道在人體的地位至關重要，除了少部分先天性消化道疾病，其實更多的消化道疾病是後天形成的，人們缺乏對消化道的正確認知，認為它潛力巨大，無所不能，卻不知它對食物的消化和吸收其實是非常精細的過程，它同樣非常脆弱。如果我們不注意生活方式，想怎麼吃就怎麼吃，日積月累，換來的必定是消化道的傷痕累累！」

「哎，面對消化道，人們真的需要自我檢討，我就屬於那種想怎麼吃就怎麼吃的，現在想想，還真是禍從口入！」十萬君一邊說一邊在本子上做筆記。

我忍不住笑了：「你小子這麼認真做什麼，檢討的話就不用記錄了。」

說完我話題一轉，「今天中午沒什麼事吧？我請你吃飯，活學活用，開啟我們的消化道之旅！」

第二章　口腔能反映消化道的健康嗎？

一大早十萬君就用手捂著臉，年紀輕輕的竟然牙痛，這是怎麼回事？

原來是貪吃惹的禍，十萬君從小就特別愛吃糖，即便到醫院檢查，醫生告訴他有蛀牙要少吃糖，但他還是改不了愛吃糖的毛病。昨天又是火鍋又是冰淇淋又是牛奶糖的，雖然滿足了一時的食慾，卻也讓牙齒叫苦連連。

我讓十萬君鬆開手，一看他右邊的腮幫子都腫了，趕緊拉他去找口腔科醫生。

經過檢查，口腔科醫生發現他的蛀牙非常嚴重，因為吃東西不注意，他的口腔衛生十分糟糕，這一次是食物嵌塞和細菌滋生導致了牙齦炎。

「你小子，自己是學醫的，吃東西還不注意，可不要小看口腔疾病，它們不但會影響口腔的健康，還有可能影響消化道的健康。」事實證明我的話並不是危言聳聽。

隨著生活水準的提高，口腔疾病開始變得越來越普及，蛀牙是一方面，還有牙齦炎、牙周炎、口腔黏膜扁平苔蘚（oral lichen planus）、復發性口腔潰瘍，甚至是口腔癌。但是大部

分口腔疾病都沒有引起人們的重視，直到病情很嚴重了才來就醫，處理起來也很棘手。

口腔的消化功能有哪些？

很多人不重視口腔健康，是因為他們不知道口腔的重要消化功能，如果你以為它只能用來咀嚼食物，那就大錯特錯了。作為消化道的入口，可以這麼說，如果口腔不好，食物的消化和吸收肯定也會受影響，民間有個成語叫「唇亡齒寒」。同樣的道理，如果口腔出現了重大疾病，那麼食道、胃、小腸甚至大腸的日子也不會好到哪裡去。

咀嚼功能。咀嚼看似簡單，實際非常複雜，這需要牙齒、舌、唇、頰、顎的配合和合作。牙齒可以將食物嚼碎；舌推送、轉運和攪拌食物，使其與唾液混合，以利於充分咀嚼後的吞嚥與消化；唇對溫度和觸覺敏感，可防止不適宜的食物進入口腔，能幫助轉運食物，防止食物或飲料從口腔溢出；頰肌收縮將口腔前庭內初步咀嚼的食物推送至上下牙列間再行咀嚼；顎不但與舌共同壓擠食物，還能辨別食物粗糙的程度。

吞嚥功能。吞嚥是一種複雜的反射動作，它使食團通過咽部進入食道，分為兩個階段，第一階段，食物由於頰肌和舌的作用被移到舌背部分，然後舌背前部緊貼硬顎，食團被推向軟

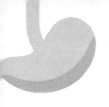

顎後方而至咽部；第二階段，當食團經軟顎入咽時，刺激了軟顎部的感受器，引起一系列的肌肉反射性收縮，結果鼻咽通路以及咽與氣管的通路被封閉，呼吸暫停，食道上口張開，於是食團從咽被擠入食道，這過程進行得很快，通常僅需 0.1 秒。

嘔吐功能。嘔吐是一種複雜的反射活動，透過這一反射活動使食道、胃腸道呈逆蠕動，伴有腹肌、膈肌（diaphragm）的強力收縮，迫使胃腸內容物透過食道逆流而出。嘔吐是一種具有保護性的防禦反射，能將胃裡有害的物質排出。舉個簡單的例子，有時食物在胃內大量滯留或者進食了被汙染的食物後我們會出現嘔吐反應，就是這個道理。

感覺功能。口腔的感覺對人體至關重要，除具有一般的痛覺、溫覺和觸覺外，還具有獨特的味覺功能，目前被廣泛接受的基本味道有 5 種，包括苦、鹹、酸、甜以及鮮味。它們是食物直接刺激味蕾產生的，味蕾大部分分布在舌頭表面的乳狀突起中，一般由 40 ～ 150 個味覺細胞構成，10 ～ 14 天更換一次，味覺細胞表面有許多味覺感受分子，不同物質能與不同的味覺感受分子結合，從而呈現不同的味道，一般來說，舌尖和邊緣對鹹味比較敏感，舌的前部對甜味比較敏感，舌靠腮的兩側對酸味比較敏感，而舌根對苦味、辣味比較敏感。

分泌唾液。唾液是口腔唾液腺分泌的混合液的總稱，唾液無色無味，pH 為 6.6 ～ 7.1，正常人每日分泌量為

1.0 ～ 1.5 升，人的唾液中 99％是水，有機物主要是黏蛋白（mucoprotein）、免疫球蛋白（immunoglobulin, Ig）、唾液澱粉酶及溶菌酶（lysozyme）等，無機物有鈉、鉀、鈣、氯和硫氰離子等。

唾液不禁能預防口腔乾燥、潤滑食物，還可清潔口腔，沖洗殘留在口腔裡的食物殘屑。唾液中的溶菌酶和免疫球蛋白具有殺菌作用，黏蛋白不僅有潤滑作用，進入胃後，還可中和胃酸，並在胃酸作用下，附著於黏膜上，對抗胃酸對胃黏膜的腐蝕。另外，唾液還有排泄作用，能夠排除體內的某些細菌和病毒，所以如果亂吐的話，就有可能引起致病微生物的傳播。

牙齒和消化道健康的關係

聽我說到這，再想想自己可憐的牙齒，十萬君下定決心，以後一定不亂吃東西了！

我點點頭，俗話說：「牙齒好，胃口就好，身體好，吃什麼都好吃。」其實仔細品讀，還是有幾分道理的。人一生中先後長兩次牙，首次長出的是乳齒，到 3 歲左右出齊，共 20 顆；6 歲左右，乳齒開始脫落，長出恆齒，共 32 顆。牙齒按形態分為門齒、犬齒和臼齒，門齒的功能是切斷食物，犬齒可以撕裂食物，而臼齒則能夠磨碎食物。

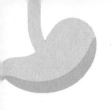

如果牙齒不健康，很容易誘發各種口腔甚至消化道疾病，比如最常見的齲齒（俗稱蛀牙），它是由黏附在牙齒表面的細菌造成的，牙齒表面的細菌透過繁殖、生長形成更大的細菌集團，細菌集團借助自身分泌的膠狀物質，形成一種稠密的、不鈣化的團塊，這就是牙菌斑。牙菌斑中含有很多細菌，最常見的是變形鏈球菌（streptococcus mutans），其他還有嗜乳酸桿菌（lactobacillus acidophilus，A 菌），這些細菌利用人體攝取的醣類物質產生多種有機酸，使牙齒中的無機礦物質溶解、牙齒脫礦、結構崩解，最終形成齲洞。

輕度的齲齒會影響咀嚼功能，嚴重的齲齒則會引起牙髓病、根尖牙周炎、頜骨發炎等併發症，甚至成為口腔病灶，影響頜面部的正常發育。

我們都知道，空軍在招飛行員的時候，無齲齒是重要條件，原因是高空低氣壓很容易導致牙髓內氣體膨脹，從而誘發航空性牙痛，而齲齒恰恰是導致牙髓病變的罪魁禍首。

口腔潰瘍和消化道疾病有關嗎？

口腔潰瘍是一種常見的口腔疾病，那種連刷牙、漱口、喝水、咀嚼食物都會痛的感覺，相信很多人都有過深刻體會。

那麼，新的疑問出現了，口腔潰瘍的發生與消化道疾病

有關嗎？

　　口腔潰瘍除了與口腔衛生、遺傳因素、營養元素、精神元素有關外，也與消化道疾病有關。比如發炎性腸道疾病（inflammatory bowel disease, IBD），它是一種異常免疫介導的腸道慢性及復發性炎症，主要包括克隆氏症（Crohn's disease）和潰瘍性結腸炎，它們除了會影響腸道健康以外，還會引起諸多腸外表現，如口腔復發性潰瘍、外周關節炎和結節性紅斑等，其中口腔潰瘍是很常見但又不典型的併發症，極易被忽視。

　　除了發炎性腸道疾病之外，研究發現功能性消化不良、消化性潰瘍、慢性胃炎等疾病併發口腔潰瘍的機率也很高，很多罹患消化道疾病的患者，他們口腔潰瘍的發生機率比健康族群要顯著提高。也有研究者認為，這些胃部疾病常常併發幽門螺桿菌感染，所以推測這種細菌的感染可能也與口腔潰瘍的發病有關。

究竟哪些因素會影響口腔衛生？

　　「哪些因素會影響口腔衛生？」十萬君的這個問題非常好，其實很多人都有這樣的困惑：為什麼天天刷牙，可是口腔衛生依然非常糟糕？而口腔衛生的好壞又直接關係著口腔乃至整個

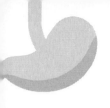

消化道的健康。

1　正確的刷牙方式和次數。每次當我說到刷牙的時候，很多人都會笑著說：「刷牙這麼簡單的事，誰不會啊？」沒錯，刷牙非常簡單，但是能百分之百做到正確的刷牙方式卻不容易。目前，刷牙的方式有很多，但是口腔科醫生常推薦的方法是貝氏（Bass）刷牙法，如果每天能夠正確刷牙 2 ～ 3 次，就能夠有效清除牙菌斑，也能有效清除食物的嵌塞和細菌的滋生。

2　牙齒同樣需要護理。除了要養成正確的刷牙方式，還需要定期到醫院口腔科檢查牙齒，口腔科醫生能夠幫助你準確判斷牙齒的健康狀況，對於蛀牙等一系列危害牙齒和口腔健康的疾病也應該積極治療。

3　抽菸和嚼檳榔。說實話，這兩種行為對口腔健康真的是百害而無一利，我們都知道香菸裡含有多種致癌物質，它們會損傷口腔黏膜，甚至會誘發口腔發炎、潰瘍甚至是癌症，至於檳榔，其中含有的粗纖維成分和生物鹼也很容易損傷口腔黏膜，誘發口腔癌發生。

4　不注意手的衛生。有個成語叫病從口入，我們都知道手上往往寄居了大量的細菌，如果不注意手的衛生，很多致病菌就可能汙染食物，隨即進入口腔，從而誘發口腔疾病。如果細菌被吞進腸胃裡，可能還會誘發腸胃炎。這也是為什麼越小的孩子越容易得口腔疾病，因為他們不注意手部衛生，而且常吃不乾淨的東西。

5　食物同樣會刺激口腔。作為消化道的入口，口腔首先接收食物，如果食物粗糙、辛辣，過於堅硬、冰冷，那麼在咀嚼的過程中，

不但有可能損傷牙齒，還有可能損傷口腔黏膜。另外，變質的食物裡可能藏有大量致病菌，如果這時進入口腔，也會影響它的衛生和健康。

第三章　咳嗽與消化道疾病有關嗎？

　　十萬君最近迷上了巧克力，我發現他總是時不時地從口袋裡掏出一顆來，吃得津津有味，我好奇地問他：「小子，我發現你似乎把這玩意兒當早餐了！」

　　「恩，親身驗證，吃巧克力絕對能滿足熱量需求！」十萬君胸有成竹地說道。

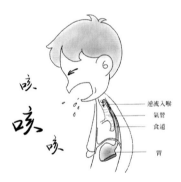

咳
咳
咳

逆流入喉
氣管
食道

胃

　　雖然我不吃巧克力，但對於巧克力的了解卻一點都不比十萬君少。它的主要成分是可可脂，可可脂中含有可可鹼，對人類來說，可可鹼有提神、利尿、興奮心肌、舒張血管、放鬆平滑肌的作用。除了可可鹼以外，巧克力中還含有脂肪、纖維素、碳水化合物、蛋白質以及各種維他命和微量元素，進食 100克巧克力中大概可以獲得 586 大卡的能量，而成人每天所需的

熱量，即便休息不動，也要 1,500 ～ 1,600 大卡，中等活動量則需要 1,800 ～ 2,000 大卡。也就是說，如果只靠巧克力來滿足熱量，每天至少需要 256 克以上，普通的一塊巧克力大約在 12 克，大概需要 21 塊，分成三餐，每餐需進食 7 塊左右。

因為巧克力能提供龐大的熱量來源，所以很多人都把它當成能量補充劑，特別是爬山、游泳、跑步等消耗體力的運動。隨著生活節奏的加快，有些上班族為了趕時間和加班，他們來不及吃早餐甚至晚餐，所以也會選擇巧克力作為熱量補充劑。

正如十萬君依靠巧克力頑強戰鬥，雖然精神可嘉，但我卻十分擔心他的健康。說實話，吃巧克力並不可怕，作為一種食品，它歷史悠久，安全可靠。可怕的是一個人把巧克力當成主食來吃，天天如此。我們都知道健康的飲食結構應該是均衡的，而非單一結構，且不說空腹進食巧克力會導致消化不良，長期這樣吃也容易打亂正常的生活規律和飲食習慣。

看著眼前的十萬君，我不禁想起了 5 年前遇到的一名患者，小柏。

那天陽光明媚，一個叫小柏的男生走進了診間，他戴著厚厚一層口罩，坐下來的時候，打開背包，然後從裡面拿出厚厚一疊病歷資料。打開病歷資料，我詫異地發現，最早的檢查資料，竟然是半年前。這個男生外表看起來似乎一切都好，只是那層口罩帶來了一種無法言說的神祕感。當揭開口罩的一瞬

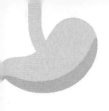
間，男生突然爆發出了急促的咳嗽，民間有句話來形容咳嗽的
劇烈，叫「咳得肺都要出來了！」我沒有猜錯，小柏飽受困擾的
疾病，正是持續了半年的乾咳。乾咳，這聽起來似乎不算什麼
大事，平時誰沒有過感冒咳嗽，有時吃飯吃太快會咳嗽，喝水
嗆到了也會咳嗽，吸入有刺激性的油煙，還是會咳嗽。其實很
多人不知道，咳嗽是人體為清除呼吸道分泌物或異物而採取的
保護性反射，所以突然出現的咳嗽往往是有利的，但長期劇烈
咳嗽，結果則恰恰相反。

　　長期飽受咳嗽的困擾，心情會變得沉悶憂鬱，特別是病因
不明的時候，會更加煩惱，從而影響工作、課業和生活；其次，
長期慢性咳嗽會使肺內壓增高，對於罹患慢性阻塞性肺病等呼
吸道疾病的患者，劇烈咳嗽會使肺泡壁彈性減弱，最終導致肺
泡破裂，形成肺氣腫（pulmonary emphysema），造成惡性
循環；最後，咳嗽本身會造成咽喉部充血，從而導致咽喉炎
反覆發作。更可怕的是，長期咳嗽又無法找到明確病因，為了
弄清病因，患者往往會耗費大量的時間、金錢和精力，頻繁地
到醫院就診，頻繁地檢查，可檢查來檢查去，始終找不到真正
的病因。

　　說到這，是不是有一種要發瘋的「感覺」？

　　小柏無奈地說，大大小小的醫院全看了一遍，從頭到腳，
做了很多檢查，可沒有哪個醫生能給予準確的答覆。前兩天，

一位內科的醫生建議他到消化科來看看，排除消化道疾病所致。小柏起初有點不願意，畢竟，他沒有任何消化道不適症狀。

咳嗽真的與消化道疾病有關嗎？

我首先問十萬君，他皺著眉頭，好像肺部疾病引起咳嗽的比較多，消化道疾病會嗎？

我笑了笑，其實從食道和氣管的解剖位置就能看出兩者之間的關聯。氣管與食道上方，均與咽部有接屬關係（連接），食道上段走行於氣管後方略偏左，呼吸時，通向氣管的氣道開放；吞嚥時，食道通道開放，氣道關閉，不致發生誤差。

但是如果出現這麼一種情況，食物透過食道逆流到口腔內呢？我們都知道，進入胃的食物含有大量的酸性成分，這些成分不但對口腔黏膜是嚴重的刺激，也會影響到比鄰食道的氣管，進而誘發咳嗽，所以說咳嗽與消化道疾病有關，還真不是危言聳聽！

至於哪種消化道疾病會引起咳嗽？我們還得再來認真翻一翻小柏的病歷資料。

醫學上，對慢性咳嗽的定義有著嚴格標準，根據咳嗽病程，小於 3 週為急性咳嗽，3 ～ 8 週為亞急性咳嗽，大於 8 週才能定義為慢性咳嗽。

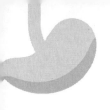

　　小柏出現慢性咳嗽後，他第一時間掛了呼吸內科的門診，經過一系列檢查，排除了呼吸道的疾病，醫生建議小柏去耳鼻喉科就診。

　　耳鼻喉科醫生檢查小柏的鼻咽，發現他的確有慢性咽喉炎，醫學上慢性咽喉炎確有可能導致慢性咳嗽，但是經過積極治療，小柏咳嗽的症狀並沒有絲毫緩解，反而更加嚴重了。耳鼻喉科醫生考慮小柏是不是存在過敏因素，又讓他去看皮膚科。皮膚科看了，排除過敏因素，還是覺得應該是呼吸科和耳鼻喉科的問題。

　　這樣反反覆覆，再加上小柏不止在一家醫院看病，不同的醫院，不同的醫生，自然也有不同的觀點，最終導致的結果是，雖然看了不少醫生，做了不少檢查，但病因還是不明。

　　其實小柏找到我看病的時候，問題已經變得相對簡單了。首先，很多科的疾病已經排除了，比如呼吸內科和皮膚科，雖然耳鼻喉科存在一定問題，但我覺得，除了鼻咽部疾病和過敏性因素會導致慢性咽喉炎之外，其實消化道疾病也有可能。

　　於是，從消化道疾病出發，我為小柏安排了胃鏡檢查。檢查結果顯示小柏並沒有食道和胃的器質性疾病，如果不是專業的消化科醫生，僅憑這一紙報告有可能就徹底否決了與咳嗽有關的消化道疾病。但是我對十萬君說，當醫生一定要有追根究柢的精神，我們不妨自問一句：僅憑胃鏡檢查就能徹底排除消

化道疾病嗎？

　　當然不能！因為有種食道疾病，即便胃鏡檢查，有時也無法觀察到。

　　要想揪出真凶的狐狸尾巴，我們必須借助另一種功能檢查，那就是 24 小時食道 pH 監測，pH 監測可用來評價症狀與酸逆流的相關性，對於內視鏡檢查沒有食道炎，但有典型胃食道逆流症狀或可疑症狀的患者卻尤其有價值。

　　柳暗花明又一村，峰迴路轉帶來了讓人振奮的消息，經過 24 小時食道 pH 監測，我們發現小柏的食道裡的確存在過度酸逆流的客觀依據，透過口服氫離子幫浦抑制劑（proton pump inhibtor, PPI），過度酸逆流得到控制，他的咳嗽症狀很快減輕了。此時，診斷胃食道逆流毋庸置疑！

什麼是胃食道逆流？

　　胃食道逆流是指胃十二指腸內容物逆流入食道而引起了慢性症狀和（或）組織損傷，根據是否導致食道黏膜糜爛、潰瘍，分為逆流性食道炎及非糜爛性逆流病。它的典型症狀為胃灼熱（heartburn）和逆流，胃灼熱是指胸骨後或劍突下燒灼感，常由胸骨上段向上延伸，逆流是指胃內容物在無噁心和不用力的情況下湧入咽部或口腔的感覺。但臨床症狀有時因人而異，除

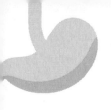
了典型症狀外，它還有非典型症狀，比如胸痛、吞嚥困難、咽喉炎、慢性咳嗽甚至是氣喘，逆流物侵蝕牙齒還會引起齲齒。

　　實際工作中，我們碰到很多胃食道逆流的患者往往只以咳嗽為唯一表現。正因它與慢性咳嗽的重要關係，所以歐美、日本等很多國家都將胃食道逆流列為慢性咳嗽的重要病因之一，地位等同於能夠引起慢性咳嗽的咳嗽變異型氣喘（cough variant asthma, CVA）、上呼吸道咳嗽症候群（舊稱鼻涕倒流症候群）、嗜酸粒細胞性支氣管炎（eosinophilic bronchitis, EB）和過敏性咳嗽（atopic cough）。

哪些因素會引起胃食道逆流？

　　雖然小柏的胃食道逆流不太典型，但如果認真詢問病史，我們還是能夠發現一些蛛絲馬跡，比如小柏咳嗽的症狀往往在臥位、彎腰或腹壓增高時加重，比如他非常愛吃巧克力、喝咖啡、吃烤雞翅和炸雞腿，並且每一週都要吃很多。

　　醫學上導致胃食道逆流的因素有很多，其中飲食尤為重要，像巧克力，各種高脂肪食物、咖啡、酒精與濃茶都可能是致病凶手，平時偶爾食用或飲用沒事，但如果長期大量攝取，罹患胃食道逆流的風險就會大大增加。

　　「老師，真沒想到長期吃巧克力竟然也是病因之一，看來以

後我不能再這樣暴食了，不過我有個疑問，這些食物為什麼會引發胃食道逆流？」

還記得我之前說過的嗎？在食道下端有下食道括約肌，它位於食道和胃的連接處，是一處寬 1 ～ 3 公分的高壓區，正常人靜止時下食道括約肌壓力為 10 ～ 30 毫米汞柱，比胃內壓高 5 ～ 10 毫米汞柱，是阻止胃內容物逆流入食道的一道屏障。

我們可以將下食道括約肌形象地比喻為開關，食物來的時候，下食道括約肌開；食物順利進入胃內後，下食道括約肌立刻關，避免食物逆流回食道。但是如果這個開關變得沒那麼靈敏，結果會怎麼樣呢？

答案非常清楚，那就是胃十二指腸的內容物很有可能逆流回食道。

像巧克力、各種高脂肪食物、咖啡、酒精與濃茶，不但會刺激胃酸分泌，還會抑制腸胃蠕動，久而久之食道下段括約肌壓力也隨之變化，最終造成了開關失靈的現象。

所以從這點來說，長期大量進食巧克力會導致胃食道逆流，還真不是空穴來風！

另外，賁門弛緩不能症（achalasia）手術後、橫膈膜裂孔疝氣（hiatal hernia）、腹內壓增高（如妊娠、肥胖、腹水、嘔吐、負重勞動等）及長期胃內壓增高（如胃擴張、胃輕癱等），某些激素（如膽囊收縮素、升糖素、血管活性腸肽等）、藥物

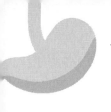

（如鈣離子通道阻斷劑、地西泮等）也都會引起下食道括約肌結構受損。也有研究發現，菸草中所含尼古丁會直接刺激食道黏膜，破壞黏膜屏障，降低下食道括約肌壓力，誘發食道炎、形成食道潰瘍，並延緩其癒合，進一步導致惡性變化，所以抽菸也是致病因素之一。

如何治療胃食道逆流？

目前治療胃食道逆流的主要方式是藥物治療，氫離子幫浦抑制劑是最有效的藥物，雖然胃食道逆流可以治療，但也容易復發，很多患者長期飽受折磨，苦不堪言。

如果認真研究這些復發的患者，不難發現雖然他們堅持口服藥物，卻沒有注意日常的生活方式，顯然，他們對於生活方式和胃食道逆流之間的關係不夠重視，事實上，25％的胃食道逆流患者透過改變不良的生活方式即可緩解症狀，甚至不需要服藥。

所以要想徹底遠離胃食道逆流，我們還需從改變不良的生活方式做起。

1　胃食道逆流是嬰幼兒期一種正常的生理過程，通常不需要檢查或治療，90％的嬰幼兒會在 2 歲前緩解，但如果你的孩子在 2 歲之後依然出現胃食道逆流症狀，比如打飽嗝、胃酸逆流、胃灼熱等，應該警惕是否罹患了先天性食道畸形或是神經系統功能障礙。

2　兒童易出現胃食道逆流，因為他們喜歡高熱量高脂肪類食物。伴隨生活水準的提高，兒童肥胖已經成為嚴重的健康問題，肥胖使腹腔壓力增加，會誘發或加重食物逆流，所以父母一定不要溺愛孩子，不能讓他們養成偏食的習慣。

3　孕婦易出現胃食道逆流，因為妊娠和體重的增加，會讓她們的腹腔壓力增加。同時飲食也是極為重要的因素，孕婦的飲食搭配同樣應該合理，過度進食高熱量高脂肪類食物，不僅會加劇胃食道逆流，還有可能導致妊娠性糖尿病。

4　注意減少引起腹壓增高的因素，如肥胖、便祕、緊束腰帶等；避免長期大量進食使下食道括約肌壓降低的食物，如巧克力、咖啡、濃茶等，進食的時候宜細嚼慢嚥，每一餐不要吃得太撐、太飽；盡量減少或避免長期服用降低下食道括約肌壓的藥物及引起胃輕癱的藥物，如硝化甘油（Nitroglycerin, NTG）、鈣離子通道阻斷劑（calcium channel blocker, CCB）及抗膽鹼能藥物（anticholinergic agent）；用餐後不宜立刻臥床，飯後運動 20 ～ 30 分鐘，為了減少夜間逆流，睡前 2 小時內最好不要再進食。

5　戒菸及禁酒，保持樂觀開朗的心情。

6　睡前將頭抬高 15 ～ 20 公分，可以造成利用重力來清除食道內容物的作用，這對減少夜間平臥時的逆流非常重要。

第四章　那些年我們碰到的消化道異物

夜班時分，十萬君接到一通電話，那是他表姐打來的，電話裡表姐非常著急，說自己的孩子不小心吞食了一根魚刺，現在喝水都喊痛。

十萬火急，孩子才 7 歲，要是有個三長兩短該怎麼辦啊！

可十萬君畢竟還是個實習醫生，此時書本上的知識完全用不到，他並不能為表姐提供什麼有用的幫助，這個時候，需要的就是經驗！

十萬君一籌莫展，急忙求助於我，我接過電話，詳細詢問了病情之後，對十萬君的表姐說：「從妳訴說的情況看，魚刺很可能卡在了食道裡，現在需要立刻去醫院，掛消化內科的急診，尋求他們的幫助，越快越好！」

我為什麼要這麼斬釘截鐵？那是因為 3 年前的一個病例，讓我徹底見識了消化道異物的可怕，以致到現在，每當碰到腹痛的患者時，我都會膽顫心驚！

3 年前，一個叫小娟的女患者用手捂著肚子走進了急診室，她 40 歲，主訴是腹痛腹瀉，急診科醫生查了站立腹部 X 光片、澱粉酶、心肌酵素（cardiac enzymes）、心電圖、腹部超音波

都沒有發現問題，只是全血細胞計數（complete blood count, CBC）發現白血球和嗜中性球（neutrophil）計數升高。

急性腸胃炎？這是急診科醫生的初步診斷。

深夜，我在住院部為這個患者看診的時候，微微皺起眉頭。

患者左下腹部有壓痛，但腹肌比較軟，沒有腹部壓痛，透過糞便化驗，發現裡面有白血球。

急性腹症（acute abdomen），這是一個消化科醫生在臨床工作中經常碰到的。身為看診醫生，我知道自己必須盡快做出判斷，是急性闌尾炎嗎？很明顯不是，患者腹痛部位在左下腹，而且麥氏點（McBurney's point）沒有腹部壓痛，腹部超音波並沒有顯示闌尾區的異常。

是急性骨盆腔炎嗎？很明顯也不是，腹部超音波顯示子宮卵巢都無異常，骨盆腔也沒有積液，患者自訴月經白帶均正常，一個月前公司體檢還進行過婦科普查，一切正常。

我詳細地詢問病史，仔細地做著體格檢查，一遍又一遍查看著在急診科完善的檢查資料。

可能就是急性腸胃炎吧，別自己嚇自己了，腹主動脈瘤、心肌梗塞，哪會有這麼多？

治療之後，第二天早上查房，小娟很高興，說好多了。腹痛沒那麼劇烈了，而且腹瀉也明顯好轉。

難道真的是急性腸胃炎那麼簡單嗎？身為醫生，「三思而後

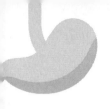

行」這五個字常常提醒著我，看似簡單的病例，往往深藏玄機，我再次為患者做了腹部檢查，就是這一次常規檢查，卻意外發現了問題，雖然患者一直說腹痛沒那麼劇烈了，但是剛一觸診左下腹，患者就喊痛，而且緊皺眉頭，整個身體都在發抖，不是說腹痛好轉了嗎？怎麼會這樣？

繼續觸診，發現腹肌明顯變得緊張，左下腹局部也有了腹部壓痛，腹膜刺激呈陽性，這顯示患者已經有急性腹膜炎的徵兆了。

「醫生，應該沒什麼大問題了吧，乾脆出院算了！」小娟主動提出了出院，這個時候，我絲毫沒有猶豫，當即拒絕了她的要求。不但不能出院，我還建議完善腹部 CT（電腦斷層掃描）檢查，進一步明確腹痛病因。哪知這麼一說，小娟反倒不高興了。

「你們醫院怎麼回事？在急診科就做了一堆檢查，花了我兩萬多塊，後來也沒弄清病因，又要住院，我好點了，你們還不讓我出院，又要做 CT，這不是亂搞嗎！我不做！我今天必須出院！」

「妳不能出院！」我再次拒絕小娟的要求。

很快，小娟的丈夫出現了，我將其帶到醫生辦公室，耐心地與他詳細溝通病情，雖然小娟自己訴說病情有所好轉，但腹部體格檢查卻顯示病情在加重。

是什麼原因導致了腹膜炎的出現？急性腸胃炎嗎？這種可能性不大。好在小娟的丈夫願意配合，談完後同意按照我的思路繼續住院診治。立刻安排腹部 CT，經過 CT 檢查，果真有了讓醫生毛骨悚然的發現。CT 顯示左下腹部小腸壁發炎，連帶周圍腹膜發炎，評估是小腸腔內條狀高密度異物所致。

小腸異物？我第一時間在 CT 室與放射科的醫生探討，CT 片上的確顯示著一個高密度異物影，可這個東西究竟是什麼？

隨即是普通外科會診，閱片和體格檢查後，同樣評估是小腸異物所致穿孔（perforation）可能性大，建議立刻轉科手術，患者轉入普通外科後，當天上午進行了剖腹探查手術（exploratory laparotomy），探查發現患者穿孔處位於迴腸，距離迴盲瓣（ileocecal valve）約 150 公分，於穿孔遠端約 3 公分處發現腸腔內有一顆紅棗核……

紅棗核！誰也沒有想到，在 CT 片下的條狀高密度影竟然是這個東西。

小娟全麻清醒後，主動詢問醫生究竟是什麼東西，外科醫生告知是棗核，她難以置信。可是就在半個月前，她的確生吃過紅棗，那是因為每次月經之後，習慣吃點紅棗補血，十年來，養成習慣了，而且之前從沒有出現任何異常，哪知道這一次，竟然是棗核導致了穿孔。

如果沒有反覆的體格檢查，如果沒有完善腹部 CT，如果隨

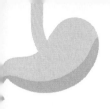

隨便便就允許患者出院，那麼後果將難以想像，別小看一顆小小的棗核，它可能會成為奪命殺手。

　　但好在沒有如果，我對十萬君說，行醫十年來，聽到最多的一句話就是小心謹慎，如履薄冰，三思而後行。看似簡單的東西，往往暗藏玄機。醫學就是這樣，成敗往往只在一念之間。還有現在看似發達的醫療設備，在為我們創造便利的同時，也在一次又一次矇蔽我們的雙眼，就像小娟，明明已經有穿孔，可是站立腹部 X 光片卻沒有看到。

　　是影像科醫生的失誤嗎？在患者住院當天，我就看過這張 X 光片，的確沒有發現任何異常，膈下沒有游離氣體。記得老主任曾經對我們說過一句話，就算站立腹部 X 光片沒有發現膈下游離氣體，也不意味著沒有穿孔，一些微小穿孔或遲發型穿孔，在 X 光片上是可能沒有任何異常的。

　　由此可見，行醫之路是多麼步步驚心啊！

那些年我們碰到的消化道異物

　　「老天，太可怕了，真想不到，一個棗核竟然導致了腸穿孔！」十萬君難以置信地望著我。

　　我回答他，小娟的經歷告訴我們一定要重視消化道異物，身為消化科醫生，當患者的某些症狀和體徵無法用常見疾病來

解釋的時候，一定要想到消化道異物的可能。

　　其實不光棗核，行醫十年，我見過形形色色的消化道異物，這些異物不乏奇形怪狀，不怕你想不到，就怕你嚇一跳。每次取出這些異物，醫生都是膽顫心驚。

　　你可能聽說過魚刺、棗核，你可能聽說過硬幣、鈕釦，但你聽說過在消化道裡發現有 AAA 電池、打火機、牙刷、鉛筆、鐵勺、針筒甚至是體溫計的嗎？

　　可能魚刺、棗核聽起來並沒有那麼恐怖，但是那些是不是食物的異物呢？你可以想像，把它們吞食下去，我們的消化道會變成什麼樣？

　　「老師，真的難以想像，吞食魚刺、棗核，可能是在吃東西的時候沒注意，無心所致，但是你說吞食電池、打火機、牙刷，我在想這些人是不是要自殺？」十萬君的分析有一定的道理，食衣住行是每個人都離不開的，所以理論上來說每個人都有吞食異物的可能，但這種異物多是食物導致，至於其他的異物則最常見於兒童、精神病患者和企圖自殺的族群。在無人看管或看管者大意的時候，兒童往往會將身邊的各種東西隨手放進口中，一旦吞食，就可能成為消化道異物；精神病患者因為思維判斷和控制能力有限，也有可能吞食異物；企圖自殺的人對生活失去信心，往往會鋌而走險，採取各種極端方式結束生命。

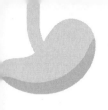

不幸的是，消化道九彎十八拐，異物一旦進入，它可以到達消化道的任何部位，所以食道、胃、十二指腸、空腸、迴腸、結腸甚至直腸都可能是異物停留的地方。

萬幸的是，消化道雖然九彎十八拐，但是也具有一定的膨脹空間，一些體積較小的異物，比如鈕釦、戒指，可能會透過肛門自行排出。但不幸的是，每個人的消化道都是獨一無二的，某個地方可能存在憩室（diverticulosis）、發炎，空間狹窄的後果可想而知。體積較大的異物很容易卡住，這個時候，只憑藉消化道本身的蠕動無法排出異物，卡住的異物會對消化道造成難以想像的破壞。這個時候，如果不及時處理，就會出現各種併發症，甚至危及生命。

為了讓更多人知道消化道異物的危險，我特意收集了行醫十年來碰到的各種異物，總結了一下，希望能引起更多人重視。

一共蒐集了 300 名患者，其中男性 200 名，女性 100 名，消化道異物者最小年齡 2 歲，最大年齡為 85 歲，其中異物種類及數量為：食道異物 150 例，分別為魚刺 100 例、棗核 10 例、硬幣 5 例、雞鴨骨 20 例、鈕釦 10 例、金屬鑰匙 5 例；胃內異物 140 例，分別為鐵釘 20 例、戒指 15 例、指甲剪 20 例、打火機 15 例、火柴 8 例、義齒（假牙）7 例、硬幣 15 例、牙刷 3 例、鐵絲 4 例、針筒 3 例、項鍊 1 例、旅行小剪刀 2 例、玻璃彈珠 2 例、鋼針 2 例、胃石 17 例、原子筆蓋 3 例、AAA 電池 3 例；

十二指腸異物 4 例，分別為縫針 2 例、鐵片 2 例；下消化道異物 6 例，分別為鉛筆 1 例、體溫計 2 例、筷子 2 例、鐵勺 1 例。

吞食異物後的不正常表現

當聽到這些離奇的消化道異物時，我的學生十萬君已經瞠目結舌了。

隨即，他有了新的疑問，「吞食異物，究竟會引發怎樣的症狀？如果是嬰幼兒或精神病患者，他們本身無法訴說，怎樣判斷可能吞食了異物呢？」

透過對 300 名吞食異物的患者主訴進行統計歸納，我發現其實他們之間的差異很大，每一個患者在吞食異物後都可能產生不同的症狀。比如有的表現為腹痛，有的表現為噁心嘔吐，有的患者會出現腸阻塞（bowel obstruction），有的患者則可能出現便血，有的患者症狀並不典型，只是表現為咳嗽、呼吸困難，也有患者在吞食後完全沒有任何症狀。

嬰幼兒或者精神病患者本身無法訴說，對病情的判斷顯然有難度。但是當他們出現嗆咳、拒絕進食、流口水、嘔吐、呼吸困難時，我們應該想到消化道異物的可能。

「老師，消化道異物也會引起嗆咳和呼吸困難嗎？我還以為是氣管異物的表現呢！」

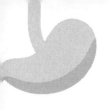

「你說的沒錯，氣管異物的確會引起嗆咳或呼吸困難，但有時也不是絕對的，我們最好先來了解一下解剖結構。」前面提過，氣管與食道上方，均與咽部有接屬關係；食道上段走行於氣管後方略偏左，在氣管分為左主支氣管處，形成食道的狹窄處，也就是醫學上所說的食道第二狹窄處。

那麼，假設有異物在食道裡，特別在食道狹窄的部位，自然就可能壓迫氣管後壁導致呼吸困難，此時口腔分泌較多的唾液流入氣管又會引起刺激性咳嗽等症狀。

吞食異物後，該怎樣處理？

「原來如此，老師，聽你這麼一說，我開始對消化道異物有種莫名的恐懼感，特別是小朋友，不小心吞食了，家長又該怎麼辦？」十萬君接著問我。

其實消化道異物裡最危險的要數尖形異物（如雞骨、牙籤）或有毒異物（如含鉛的物品），因為它們非常容易卡在食道中，從而引起食道黏膜的糜爛、出血、穿孔等併發症，如果停留時間超過 24 小時，異物還可能穿透食道，到達鄰近的器官，所以有時異物跑到氣管、血管甚至縱膈（mediastinum）裡都是有可能的，這種情況要緊急處置。

當然，有些異物穿過食道，停留在了其他部位，如果引起

了明顯的腹痛、嘔吐、腸阻塞、便血等不適症狀，我們推薦的原則還是積極介入治療（interventional treatment）。

　　根據目前的醫療水準，絕大多數小的異物在吞服後的短時間內可經胃腸鏡取出，成功率有時可以達到 95% 以上，雖然異物的種類各式各樣，但是能夠抓住它們的專用器械也有很多，比如常用的活檢鉗、異物鉗（鼠齒鉗和鱷嘴鉗等）、圈套器、網籃，醫生在操作胃腸鏡的時候會根據觀察到的情況選用合適的器械取出異物，這種取異物的方式避免了外科開胸或開腹的創傷，處置更及時，併發症少，患者恢復也更快，缺點是部分異物位於胃腸鏡無法達到的部位，有時異物過大、太光滑或卡入太深等，胃腸鏡難以取出，或異物已經引起嚴重的胃腸穿孔、大出血時，就要借助外科手術來介入了。

　　必要的影像學檢查可以大致確定異物的位置，即便患者沒有什麼不適症狀，但如果吞食的異物是過大過長的異物、尖銳異物、腐蝕性異物（如電池）或多個磁性異物，也要求最好取出來，因為這些異物非常容易腐蝕損傷消化道黏膜，容易導致出血、穿孔等嚴重的併發症，對於其他的異物，如果已經隨著消化道的蠕動而排下，也可以保守觀察。這時候，患者只要保持清淡飲食，避免劇烈運動，避免腹部受到外力衝擊，理論上，只要異物能順利通過消化道內兩處最狹窄的部位 —— 幽門和迴盲瓣，80%～90% 都能順利經肛門排出體外，如果時間超過 24

小時，異物依舊沒有排出，對於滯留的異物能取也要盡量取，以避免造成嚴重併發症。

第五章　喝醋真的能治療魚刺卡喉嗎？

清晨，十萬君又接到了他表姐的電話，原來昨晚她已經按照我說的，帶孩子到醫院找到了專業的消化內科醫生，最後透過胃鏡取出了那根魚刺，現在，孩子一點都不痛了。

掛斷電話後，十萬君終於如釋重負！

但是我的心情卻非常沉重，說實話，一不留神吞食魚刺幾乎是每個家庭都會遭遇的事情，但是被卡住後，卻很少有家庭能採取正確的處理方式，身為消化內科醫生，即便這麼多年我一直在不遺餘力地進行科普宣教，遺憾的是，收效甚微。

我對十萬君說：「魚刺作為消化道異物裡常見的一種，可別小看它，一根小小的魚刺，真的有可能致命！」言畢，十萬君立刻驚訝地望著我：「老師，不至於吧？」

現實生活中，大家都對魚刺再熟悉不過，人們愛吃魚，是因為魚肉鮮美，可是吃魚有風險，那尖銳細長的魚刺，其實特別喜歡消化道黏膜，一旦卡住，自然就成了難以擺脫的異物。

我們都知道貓愛吃魚，卻很少有魚刺會卡在貓的喉嚨裡，因為貓的牙齒排列方式異於其他動物，貓共有 30 顆牙齒，包括 12 顆小門齒（上下顎各 6 顆）、4 顆犬齒和 14 顆臼齒，位於上

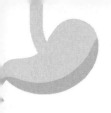

頜的後假臼齒和位於下顎的第一真臼齒通常較其他牙齒粗大，因此又稱為食肉齒，這些牙齒非常適合貓進食魚骨等質地硬的食物，另外貓的舌頭上還富有絲狀乳突，乳突表面披有很厚的倒鉤形角質層，方便貓刮乾淨魚骨上的肉，這樣一來，貓就很少會吃到魚刺了。

但人類的牙齒和舌頭可不具備這樣的功能，人們在咀嚼魚肉的時候，無法完整地將魚肉和魚刺徹底分開來，一旦吞食，魚刺就很容易卡在消化道裡。

「魚刺卡喉後，怎樣的做法才是正確的？」我並沒有急著說出答案，而是讓十萬君先回答。

十萬君似乎胸有成竹，直接說：「喝醋吧，大家都知道的偏方，很管用。」

我忍不住笑出了聲：「你確定，喝醋真的管用？」

聽我這麼一反問，剛剛還胸有成竹的十萬君一下子沒有了自信，他開始變得支支吾吾，「應……應該管用吧，我自己也用過……好像效果不錯。」

我嚴肅地說：「對付謠言的最佳方式，就是用科學回擊它！」

日常生活裡，碰到魚刺卡喉，每個家庭雖然處理的方法稍有不同，但用到最多的無外乎三招：第一招，喝醋；第二招，吞飯糰；第三招，用手指摳。

記憶回到童年時代，小時候吃魚，魚刺卡在了喉嚨，母親總會立刻找來醋：「快喝，喝下去就能把魚刺軟化了！」這件事給我的印象非常深刻，以致在學醫之前，我都認為，喝醋治療魚刺卡喉是靈丹妙藥。但事實是，這是欺騙了無數家庭的謊言。

家庭所使用的食醋根本不可能軟化魚刺，我可以用兩點來反駁。第一點，喝下去的食醋很快就會通過咽部進入食道，因此與魚刺的接觸時間極短，根本不可能造成軟化作用。第二點，家庭使用的食醋是一種酸性調味劑，它含有的主要成分是乙酸（俗稱醋酸），食醋的品種不同，酸度也有高有低，一般在2%～9%，這樣的酸度不可能軟化魚刺，換句話說，如果食醋的酸度能夠軟化魚刺，那麼，它對人體消化道黏膜的腐蝕將會更加嚴重。

剛誤吞魚刺的時候，可能它卡住的位置並不深，這個時候，只要家裡有人稍微懂點醫學常識，讓患者張開嘴巴，輕發「咿」音，用手電筒照亮口腔，看到魚刺後，借助工具（如鑷子）夾住取出即可，就算不容易取出，到醫院後，專業的耳鼻喉科醫生也能很快解決問題。

但是如果這個時候貿然喝醋或吞飯糰，就有可能導致魚刺通過咽喉進入食道；至於用手摳，因為定位不準，不但摳不出，還有可能將魚刺推得更深。另外，如果摳的力道太大，還有可能造成二次傷害，因為手指刺激會厭，所引發的劇烈嘔吐有可

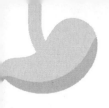

能損傷食道。

　　此時進入食道的魚刺，就像攻擊戰艦的魚雷，簡直是殺傷力巨大。

　　我不會忘記，深夜裡總有人神色慌張地跑到醫院求助，有兒童，也有成人，他們無一例外地吃了魚，無一例外地透過喝醋或吞飯糰將魚刺吞進了食道，如果說咽喉部的魚刺耳鼻喉科醫生還能解決的話，那麼食道的魚刺就只能由消化科醫生出馬了。

　　眾所周知，耳鼻喉科醫生只看五官，即便有先進的檢查儀器，鼻咽鏡，但觀察也只是到會厭部為止，至於會厭部以下的食道，就必須依靠胃鏡來觀察。

　　醫學上處理食道魚刺的最佳方法就是透過胃鏡取出，目前使用的胃鏡都是電子胃鏡，它的冷光亮度強，影像放大清晰，加上異物鉗可以自由進出，而且全程都是在醫生直視狀態下進行，所以它安全可靠，對人體的創傷很小，應用也最為廣泛。

魚刺為什麼容易停留在食道？

　　人體的消化道九彎十八拐，按照生理解剖結構，口腔、食道、胃、小腸、大腸都可能有魚刺停留，但目前最常見的還是魚刺卡在口腔和食道，口腔是我們咀嚼食物的通道，魚刺首

先要經過的就是口腔，再加上人類的口腔無法和貓的口腔相媲美，所以口腔很容易被魚刺卡住，至於食道為什麼也容易，恰是因為它的三個狹窄處。

食道的第一個狹窄處位於食道的起點，即咽與食道的交接處，相當於環狀軟骨和第六頸椎體下緣，由環咽肌（cricopharyngeal muscle, CPM）和環狀軟骨（cricoid cartilage）所圍成。

食道的第二個狹窄處在食道入口以下 7 公分處，位於左支氣管跨越食道的部位，由主動脈弓（aortic arch）從其左側穿過和左支氣管從食道前方越過而形成，距正中門齒（central incisor）約 25 公分。

食道的第三個狹窄處是食道通過膈肌的裂孔處，距正中門齒約 40 公分，相當於第十胸椎平面。

為什麼要重點說食道的三個狹窄處？打個比方，一輛貨車在寬闊的公路上行駛，肯定是暢通無阻的，但如果在狹窄的山路上行駛呢？這個時候就可能遭遇無數未知風險。

而食道的三個生理狹窄處，因為局部空間受壓，魚刺在通過的時候，就很容易停留在這些地方。另外，三個生理狹窄處往往比鄰著重要的器官，所以也是風險最大的地方。

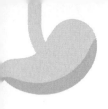

魚刺的危害

　　魚刺的危害究竟有多大？說到魚刺的危害，十萬君首先想到的是它會劃傷消化道黏膜。

　　其實輕微的劃傷並不恐怖，只要能及時取出魚刺，不用藥它也能好，因為人體有自我修復功能，但有時魚刺造成的傷害遠遠超過了能夠自我癒合的範圍。

　　不是嚇你們，一年前，我曾遇過一名嘔血的男性患者，做完檢查後，我們驚異地發現竟然是一根魚刺導致了損傷性食道主動脈剝離（aortic dissection, AD），以致大動脈中的鮮血源源不斷地湧入食道所致。

　　從食道狹窄的位置來看，最危險的當然是第二個狹窄處，因為那裡有主動脈弓。一旦魚刺穿透食道損傷主動脈，那麼，大出血很快就會導致失血性休克（hemorrhagic shock）、昏迷，所以一根魚刺能夠致命，這絕不是危言聳聽！

　　即便吞入魚刺沒有損傷主動脈，它也可能穿透食道傷到膈肌、氣管甚至是心臟，幾乎每一種併發症都有可能誘發嚴重的感染，導致患者因此喪命。

　　當我說到這的時候，十萬君已經徹底目瞪口呆了。

　　他絕對沒想到，食道中的魚刺竟可以讓人如此膽顫心驚！

　　話說回來，就算僥倖沒有損傷食道，但是人體的消化道漫

長而曲折，在魚刺穿梭的過程中，也不能保證其他的部位不
會受傷。

　　先拿口腔來說，很多人覺得魚刺卡在口腔裡應該是最好處
理的，我之前也說過了，如果卡的位置不深，借助鑷子取出
即可。但臨床上也有一些情況，魚刺喜歡和人們玩捉迷藏，很
小的魚刺卡住的時候本身可能不會造成太多不適，而沒有不
適，人們就會忽視它的存在。時間一長，它導致的後果就是到
處遊走和誘發感染。耳鼻喉科醫生經常會碰到口腔不明膿瘍
（abscess）的患者，結果一檢查才發現是魚刺誘發了嚴重的感
染。也有的患者，出現頷下腺（submandibular gland）、頸部
甚至是甲狀腺膿瘍，這是因為魚刺穿透口腔黏膜的不同位置，
最終遊走到了這些地方。再比如小腸和大腸，如果說胃壁相對
較厚的話，那麼腸黏膜就非常薄了，魚刺卡在腸道裡很容易造
成腸穿孔，有時魚刺還會遊走到腹腔裡，形成包覆性的膿瘍。

如何預防魚刺卡喉？

　　「老師，你所說的這些情況我還真是聞所未聞，至少教科書
上沒出現過。」十萬君聽得津津有味。

　　當然！教科書教的是常見病，像我說的這些情況，都是經
驗之談，總體來說，發生率還是比較低的，不過我說出來不是

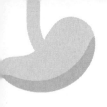

為了嚇人，而是想提高大家對於魚刺的重視。

像這些未能及時發現的魚刺，時間的拖延讓它產生了諸多併發症，這時候胃腸鏡就無法解決問題了，只能透過外科手術來救命！

「哎，為了吃魚，挨上一刀真是不值！」十萬君感慨道。

也沒有那麼恐怖了，其實魚肉還是非常美味的，我可不想因為小機率事件讓大家都徹底遠離這種美味。其實只要吃魚的時候小心謹慎一點，大多數人是可以避免被卡住的，我在這裡有三點小建議，可以教大家如何預防魚刺卡喉。

1　魚殺好後，用刀把魚肉和魚骨分開，這樣魚骨就被剔出來了。

2　吃魚的時候要細嚼慢嚥，感覺不對時最好立刻把吃進去的東西吐出來，這個時候千萬不要直接嚥下去，雖然人的口腔不如貓的口腔，但舌頭的敏感性還是很強的，只要不那麼急，事實上大部分魚刺是可以感覺出來的。

3　吃魚的時候最好不要大聲說話，也不要大笑，因為說話和大笑會分散我們的注意力，另外也會使聲門（glottis）開放，這個時候進食很容易引起嗆咳、誤吸甚至誤吞。

如果已經非常注意，魚刺還是卡住了，只要採取正確的處理方式取出即可。如果家人無能為力，只要魚刺卡得不深，早點到醫院就診也能減少併發症的風險。

我們最害怕的就是那種採取了錯誤方法來處理，僥倖吞下去以為沒事了，拖很久才到醫院。這個時候我們一般不會貿然

去取，而是會借助 X 光、CT 或胃腸鏡綜合評估，確保魚刺沒有穿透到大血管裡，才會決定下一步治療方案。

　　聽我說完，十萬君同樣驚出了一身冷汗。要知道，他也有過魚刺卡喉的經歷，每一次他都是用喝醋的方法化解，好在最後沒事，其實像十萬君這樣的經歷，並不是食醋發揮了作用，而是魚刺被吞進後，萬幸沒有卡在消化道，最終被順利排出體外了。

　　但是幸運之神可不會總是眷顧我們，只有使用科學的處理方法，才能避免悲劇重現。

第六章　乾吞藥丸是「食紅柿配燒酒」

　　近來晝夜溫差大，十萬君著涼感冒了，他鼻塞喉嚨痛，聲音沙啞，更糟糕的是還畏寒發燒，我勸他回家好好休息，他把腦袋搖得跟波浪鼓一樣。

　　說實話，這種忽冷忽熱的天氣，很多患者都出現了消化道不適症狀，病房一下子人滿為患，十萬君知道我們五個值班的老師都很辛苦，所以執意要抱病上班。

　　真是個勤奮的好青年！不過也要注意適當休息，畢竟身體是革命的本錢！

　　我見十萬君面色潮紅，於是跑到護理部拿了一根體溫計，讓他夾在腋下量了一會兒，然後拿出來一看，39.5℃，要爆表了！

　　即便是高燒，但十萬君依然不願意回去休息，護理部有備用的尼美舒利（Nimesulide），為了盡快退燒，他從那裡要到一顆，揚起腦袋，將藥丸放進嘴裡，然後喉嚨上下起伏了一下，十萬君不知道，我在一旁早已看得目瞪口呆。

　　「喂！」我著急喊出了聲。

　　十萬君將圓滾滾的腦袋復位，愣愣地看著我，「老師，怎

麼了？」

「你吞藥丸不用喝水的嗎？」我問他。

「不用，從小到大都是這樣，養成習慣了。」十萬君不知道這裡面還有什麼講究，他臉上寫了一個大大的問號，似乎想從我這裡得到答案。

「你小子命真大！要知道，在我們消化科醫生看來，乾吞藥丸，實在是『食紅柿配燒酒』，危險至極。」

「就這麼一顆小小的藥丸還會有危險？老師，你有點誇張了吧！」

我很嚴肅地告訴十萬君，一點都不誇張，每每看到有人乾吞藥丸，我總會想到那個叫老楊的患者，說實話，他給我的印象太深刻了，以致到現在我都愧疚不已。

老楊與我爺爺是戰友，他患有高血壓、冠心病和第二型糖尿病。有一次爺爺請老楊到家中做客，得知老楊最近經常頭昏，胸痛不適，我讓他吃點阿斯匹靈，可以預防血栓。

但是萬萬沒想到，兩週後，一個患者突然衝進了急診室，他對醫生說：「醫生，我不行了！」

而這個患者正是老楊，他跑到急診科看病，是因為胸痛突然加劇，老楊以為是心臟病作怪，所以他迅速含服了硝化甘油，平時幾分鐘之內就緩解了，但這一次恰恰例外！

老楊感到了死亡的恐懼，好在離醫院不遠，他得以迅速趕

到醫院，急診醫生在為老楊看診的時候首先考慮的也是冠心病，老楊胸痛劇烈，讓醫生想到了冠心病裡最嚴重的一種類型 —— 急性心肌梗塞，於是一場分秒必爭的拯救行動開始了！

可是當檢查都做完的時候，急診科醫生還是百思不得其解。

無論是心電圖還是心肌酵素，都沒有任何證據顯示老楊患有急性心肌梗塞，心臟內科醫生也跑來急會診，經過詳細的問診和體格檢查，也排除是心絞痛發作。

那麼，真相到底是什麼？

老楊發病那天剛好我值班，接到急診科的求助電話，我很快見到了老楊，從老楊的症狀、體徵來看，我開始覺得，他的胸痛，似乎與消化道疾病密切相關。

老楊住院後，我為他完善了很多檢查，最終透過胃鏡揭開了罪魁禍首 —— 導致老楊胸痛的真凶，竟然是一顆小小的阿斯匹靈！

「老天，難以置信！」當我說到這的時候，十萬君驚呼了出來，我猜想，這個時候，他最想做的就是趕緊喝點水，或是能把那顆乾吞下去的尼美舒利吐出來更好。

然後，他猴急地選擇了第一種方式，一口氣喝了一大杯水。

「但願剛剛吞下去的藥丸不會卡在食道裡。」十萬君膽顫心驚地說。

沒錯，一顆阿斯匹靈黏附在老楊的食道壁上，並導致了嚴

重的食道損傷。醫學上食道損傷是會引起胸痛的，患者最明顯的感覺是胸痛往往位於胸骨後，不過嚴重的時候，由於表現為劇烈刺痛，疼痛感放射到後背、胸部、肩部、頸部、耳後，有時酷似心絞痛。當然，症狀因人而異，除了胸痛之外，藥物導致的食道損傷還會引起吞嚥疼痛、吞嚥困難、胃灼熱、逆流、噁心嘔吐甚至嘔血、黑便。

　　藥物對食道的損傷如此嚴重，按理說吃藥時應該小心翼翼，但實際工作中，醫生碰到的類似病例卻越來越多。比如去年一年，我就碰到了 10 例，更讓人無法想像的是，其中 3 例還是患者在住院期間發生的。如果認真研究其中緣由，我們不難發現，無論醫生還是患者，對於口服藥物可能帶給食道的影響並沒有足夠重視！有些患者是無知者無畏，但若是出於醫生的疏忽才導致的併發症實在太不應該。

　　所以我認為，一名合格的醫生在為患者開口服藥的時候，一定要先了解藥物在消化道的吸收過程。如果你自己都不了解，又怎麼能更好地指導患者正確服藥？

藥物的消化道之旅

　　某些舌下含片、口腔黏附片、胃內漂浮片及分散片、腸溶片及腸溶膠囊、結腸標靶製劑、直腸栓劑及灌腸劑，其實都是

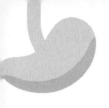

透過消化道吸收的，雖然給藥途徑可能有所不同，但是透過消化道的吸收，藥物最終都進入了血液循環而發揮作用。

在這些藥物裡，應用最廣的就是口服藥物，我對十萬君說，還記得我不久前和你說過的食物的消化道之旅嗎？十萬君點點頭。我們都知道食物在消化道裡不僅受到物理消化，還要接受各種消化酶的化學消化，當然，藥物口服後也不例外。

口腔之旅。口腔作為給藥的途徑之一，越來越受到重視，口腔黏膜總面積約 200 平方公分，口腔黏附片及舌下含片都可以透過口腔的頰黏膜和舌下黏膜直接吸收，這種吸收方式的優點是避免了藥物的首渡效應（first-pass effect）。

所謂首渡效應是指某些藥物經胃腸道給藥，在尚未被吸收進入血液循環之前，在腸黏膜和肝臟被代謝，而使進入血液循環的原形藥量減少的現象。

舉個簡單的例子，硝化甘油是醫學上被普遍使用的一種藥物，廣泛用於冠心病患者，它最常使用的方式就是舌下含服，雖然直接口服也能完全吸收，但是經過肝臟時，90％被麩胱甘肽（glutathione, GSH）和有機硝酸酯還原酶系統代謝為不具活性的物質。而舌下含服，藥物可以直接由口腔黏膜吸收進入上腔靜脈，再到體循環，不經肝臟就可發揮療效，因此吸收時間更短，藥物濃度更高，效果也更好。

接下來是食道之旅。藥物透過口腔進入食道，一般 5 ～ 15

秒就可以通過整個食道，體位不同，速度會有差異，比如站著口服藥物肯定比躺著口服藥物通過食道的速度要快。和食物一樣，食道只是一個運輸管道，食道平滑肌也不具有吸收功能，所以藥物不會在食道被吸收。

　　胃之旅。大部分口服藥物進入胃內後都會分散和溶解，因為胃內的 pH 值為 0.9 ～ 1.5，所以某些酸性藥物更容易被吸收，很多人經常有這樣的疑問，藥物究竟是飯前服用好還是飯後服用好？除了藥物會不會傷胃外，食物對藥物的吸收也有影響，一方面食物會影響胃的排空，另一方面，食物會影響到藥物的分散和溶解。所以任何一種藥物的口服都有著時間上的要求，如果不懂一定要及時諮詢醫生和查看藥品說明書。

　　小腸之旅。小腸黏膜擁有很大的表面積，不僅是食物吸收的主要場所，也是藥物吸收的主要場所，事實上，大多數口服藥物主要在小腸中上部進行吸收。

　　像臨床上使用比較廣泛的腸溶製劑或膠囊，事實上都是為了避免藥物在胃內酸性環境中被破壞，確保能在小腸內充分溶解釋放，發揮作用。

　　大腸之旅。藥物通過小腸進入大腸，大腸主要吸收水分和無機鹽，對藥物的吸收比小腸差很多，但腸道內有很多細菌，藥物可以被其分解，最終只有極少量的藥物和代謝物被吸收。

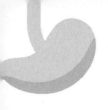

乾吞藥丸為什麼有可能損傷食道？

如果能夠了解口服藥物在消化道的整個過程，我們就可以做出這樣的推測，雖然食道平滑肌不具有吸收功能，但是食道卻存在三個狹窄處，某些患者如果吞食了體積較大的片劑或膠囊，那麼藥物很有可能黏附在食道壁上。還有一些患者，本身就有食道器質性疾病（比如食道憩室、食道狹窄、食道裂孔疝氣等）或者食道功能障礙，這些都可能導致藥物黏附在食道壁上。我們都知道，站著服藥比躺著服藥更容易讓藥物通過食道，所以不正確的服藥方式，比如服藥時水喝太少、乾吞藥丸、服藥後立刻躺臥或躺著服藥等，也有可能導致藥物黏附在食道壁上。

與年輕人相比，老年人更易發生藥物性食道損傷。許多老年人都有慢性病，比如高血壓、糖尿病、冠心病等，他們每天要口服很多藥物，一旦服藥方式不對，就會增加藥物性食道損傷的發生率。老年人易患心肺疾病，食道被硬化扭曲的主動脈及擴大的心臟壓迫，容易出現狹窄。一項對年齡在 80 歲左右族群的研究顯示，約 63% 的老年患者有吞嚥困難，老年人在吞嚥片劑和膠囊的過程經常是不完全的，在咽部就出現藥物和搭配服用的水分離，導致「乾吞」現象，再加上老年人身體敏感性下降，即便藥物已經停留在食道裡，早期可能也不會有什麼異常

感覺，等到有感覺的時候，病情往往已經很嚴重了。

　　我之所以一直對老楊存有愧疚，就是身為一名醫生，我們在告訴患者該服哪種藥的時候，卻沒有告知該如何服藥，如果當時我能夠告訴老楊正確的服藥方式和藥物可能帶來的不良反應，悲劇應該能避免，畢竟藥物性食道損傷與服藥方式有著密切的關係。

　　不正確的服藥方式會導致藥物無法快速到達胃內，一旦黏附在食道壁上停留時間過長，就可能導致食道黏膜損傷，輕者是糜爛，重者就是潰瘍、出血甚至穿孔！

　　所以藥丸雖小，但是從進入食道的一瞬間開始，危險就已經成倍增加。研究發現，細胞毒性藥物（如氯化鉀、非類固醇消炎藥、洋地黃藥物、奎尼丁及氟尿嘧啶等）和高酸性藥物（如去氧羥四環素、四環素、土黴素、硫酸亞鐵及維他命 C 片等）更容易導致藥物性食道損傷。

　　聽我說完乾吞藥丸可能引起的食道損傷，十萬君著實被嚇得不輕。我笑著安慰他，你事後很快採取了補救措施，喝了那麼多水，藥丸就是想黏也黏不住，但是之後千萬不要以為自己年輕就可以貿然行事，養成良好的習慣比什麼都重要，畢竟不可能每一次運氣都那麼好。

　　「為了安全起見，我以後還是不要吃藥了。」十萬君感慨道。

正確的服藥姿勢

也不能那麼說，人從出生的那刻起，就一直在與疾病搏鬥，藥物能夠幫助我們恢復健康，比如很多人都患有高血壓病，吃藥就能夠很好地控制血壓，延緩疾病進展。萬事有利就有弊，雖然口服藥物有滯留食道、損傷食道壁的可能，但這種可能也是可以預防的。

事實上，如果能夠做到以下五點，就可以將食道損傷的風險降到最低。

1 在服藥之前的一段時間，如果已經出現吞嚥困難的症狀，這個時候應該警惕食道是不是出現器質性疾病或功能障礙，最好到醫院排除病變後再服藥。

2 服藥姿勢要正確，最好取立位或坐位，切記不要躺著吃藥。服藥後不要立刻躺下，至少觀察 10 分鐘以上再躺下休息。服藥應確保充足的飲水量，切記不要乾吞藥丸。

3 不要隨意改變藥丸的包裝，比如膠囊製劑不要去除膠囊服用，糖衣片不要壓碎服用，失去包裝的藥物顆粒，更易黏附食道壁，過高的藥物濃度，更易引起食道損傷。

4 老年人和兒童在服藥的時候身邊一定要有人幫助，可以幫忙核對服用藥物的量、方式、時間是否正確，如果需要口服多種藥物，最好分開來，避免一次性服完。

5 服藥期間應該密切觀察有無胸痛、胃灼熱、逆流、吞嚥困難等症狀，如果出現應該及時就醫，避免病情拖延或加重。

第七章　吃土真的是特異功能嗎？

　　凌晨 1 點，我和十萬君依然堅守在值班室，這個時候，病房裡的患者都已經休息，我們難得清閒下來。十萬君利用這個時間上網查詢了一下文獻，原來，兩天前他看到了這樣一例新聞，說是國外一名女性，每天都要進食泥土，獵奇的新聞媒體很快蜂擁而至，更有媒體為這名女性打上了特異功能的名號！

　　十萬君於是發出這樣的驚呼：「進食泥土，老天，她的胃該有多強大呀！」

　　我朝十萬君笑笑，你說的這種情況其實並不罕見，在醫學上它有一個專業的名稱叫異食癖（pica），很多不懂醫學的人把異食癖當成是一種特異功能，但這是對異食癖的誤解。其實異食癖是一種病！說到這，我不由得想起了兩個月前碰到的一個病例。我對十萬君說：「說完這個病例，你就會知道，其實異食癖患者的胃和我們的並沒有什麼區別。」

　　深夜，一名母親抱著她的孩子衝進了急診室，她的第一句話就是：「醫生，快救救我的孩子！」

　　躺在她懷裡的是一個面黃肌瘦的孩子，她一邊哭一邊喊：「痛！痛！」

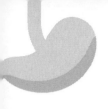

當醫生掀開她的衣服時，頓時目瞪口呆了，只見上腹部脹成了一顆皮球！

小女孩有一個很好聽的名字叫思思，今年6歲，爸爸在思思2歲的時候就去世了，媽媽獨自撫養她，但是對她缺乏關心。其實思思腹部不適已經有很長一段時間了，她總是用手摸著肚子對媽媽說這裡痛，可這並未引起媽媽的注意。有一次媽媽聽別人說孩子肚子裡最容易生蟲了，於是去藥局為思思買了驅蟲藥，吃下去之後思思有一段時間沒再喊肚子痛，媽媽以為是驅蟲藥發揮了作用，但是她不知道思思不過是強忍著而已。但凡留點心，媽媽應該能早早發現思思逐漸隆起的腹部，但她沒有，等到發現的時候，連醫生都目瞪口呆了。

在檢查之前，我們曾一度懷疑是不是惡性腫瘤，但是檢查結果出來後我們卻嚇壞了，罪魁禍首是思思胃中的一個大物體，胃鏡顯示那是巨大胃石，而石頭的罪魁禍首竟然是毛髮！

原來，思思4歲開始就喜歡吃各種奇怪的東西，缺乏父母關愛的她有點自閉。有一次將媽媽的頭髮放進口裡咀嚼，竟嚼出了一種特別的感覺，從那之後一發不可收拾。

媽媽梳頭掉落的頭髮都被思思收集起來吃掉了，除此之外，這個小女孩還喜歡吃捲紙，吃指甲，到底吞了多少異物進去，思思也記不清了，這種習慣一直堅持到現在。

可是這個粗心大意的媽媽竟然絲毫沒有察覺！

　　因為思思胃中的石頭實在太大太硬了，我們透過胃鏡根本無法取出，沒辦法，只能將她轉到外科手術治療，最後外科醫生打開她的胃，取出了一顆巨大的胃石。

　　「老天！真的難以置信！」十萬君驚呼了出來。

　　我頓了頓，接著說：「其實像思思這樣的異食癖患者，不是因為消化道有什麼特異功能，相反，我覺得他們的消化道還比一般人脆弱。要知道，長期吞食異物，危險幾乎是時刻存在，輕者消化不良，重者可能引發消化道阻塞、感染、出血甚至穿孔。」

　　「可是老師，那為什麼有些異食癖患者長期吞食，還是沒有引發嚴重的併發症呢？」

　　「的確，有些異物癖患者，比如長期吞食泥土，他可能吞食了好幾年，但從來沒有因此進過醫院。我的分析是，泥土相對鬆軟，而且唾液、消化液和泥土混合後，會形成一定的潤滑溶解作用，無法吸收的泥土最終透過消化道經肛門排出了，所以患者並無特殊的不適感。但是如果長期吞食某些金屬物品，比如湯匙、刀叉等，這些要是不來就醫看病，那還真是神一般的存在了！據我了解，目前國內外均有對異食癖族群的報導：英國有一名女子在 5 年的時間裡大概吃掉了 1,000 塊海綿，而這種行為竟然是從懷孕第三個月開始的；美國有一名孕婦，不斷進食家具擦亮劑，即便知道這對胎兒發育不利，但她無法控制

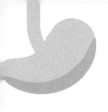

自己；荷蘭一名男子喜歡每天早上吃餐具，對桌子上的美味佳餚卻絲毫沒有興趣。特別是最後一名男子，當醫生打開他的胃的時候，發現裡頭有滿滿的刀叉，那種震撼常人難以理解，我猜那名外科醫生在取完所有的刀叉之後，每次吃飯前一定都會有無限的回憶！」

「老師，你真幽默！我聽得可是毛骨悚然，雞皮疙瘩起了一身呢！」十萬君一臉的驚悚。

看著他有點窘迫的神情，我反倒越說越上癮了。

「如果你覺得這些離我們很遙遠的話，那麼目光聚焦在國內，我曾查詢過近十年的相關新聞和文獻報導，發現有兒童誤吞玻璃的病例，也有人喜歡吞食陶瓷甚至是石塊。如果你覺得這些還不夠嚇人的話，想像一下你開著汽車上下班，而為車子提供燃料的是汽油，但居然有人每天的愛好就是喝汽油。」

太多的異食癖報導，不怕你想不到，就怕你嚇一跳。

所以，像思思這樣的異食癖患者其實非常多，我曾將這個真實病例告訴過很多孩子的父母，希望能引起他們的重視，能夠抽出時間多陪陪孩子，能敏銳地察覺出孩子的異常行為，與其等到出了問題才來看病，還不如認真負責地做好預防。

異食癖究竟是什麼導致的？

諸多問題隨即而來，很多家長都有這樣的疑問：醫生，異食癖究竟是什麼導致的？比如網路上有人說，異食癖是缺鋅引起的，果真如此嗎？

說到這，我看了看十萬君，看是否能從他的口中得知，他想了半天，搖了搖頭。

想知道真相就得先了解鋅，眾所周知，人體必需微量元素共八種，包括碘、鋅、硒、銅、鉬、鉻、鈷、鐵，所以鋅是其中之一，它在人體生長發育、生殖遺傳、免疫、內分泌等重要生理過程中有著極其重要的作用，被人們冠以「生命之花」、「智力之源」的美稱。

鋅存在於眾多的酶系中，如碳酸酐酶（carbonic anhydrase, CA）、乳酸脫氫酶（lactate dehydrogenase, LDH）、超氧化物歧化酶（superoxide dismutase, SOD）、鹼性磷酸酶（alkaline phosphatase, ALP）、DNA 和 RNA 聚合酶（RNA polymerase）等中，是合成核酸、蛋白質、碳水化物以及利用維他命 A 的必需物質，具有促進生長發育、改善味覺的作用；缺鋅時容易出現味覺不靈敏、厭食、生長緩慢等表現，也有研究發現，鋅是大腦海馬迴（hippocampus）所需要的重要微量元素，海馬迴位於腦顳葉（temporal lobe）內，發

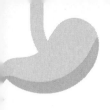

揮著關於記憶以及空間定位的作用，兒童缺鋅會導致大腦發育受損，進而引起記憶力和智力下降。說到這，答案似乎有了定論，缺鋅會導致味覺和智力的異常，理論上，味覺和智力異常的確有導致食慾不振、厭食甚至異食癖的可能。

但是醫學從來就是嚴謹的，一部分異食癖的缺鋅患者並不能代表這個族群，科學家很快發現，很多異食癖患者身體內也有可能不缺鋅，那麼，導致異食癖的原因自然還有其他。

不過歸納來看，導致異食癖的原因可能有以下四點。

1　精神心理因素。包括心理發育障礙，也有人認為異食癖是心理失常的強迫行為。

2　缺乏鐵、鋅等微量元素。這些微量元素均參與機體多種酶的合成和代謝，缺乏時導致相應組織、器官功能障礙而形成異食癖。有研究發現，部分缺鐵性貧血（iron deficiency anemia, IDA）和缺鋅的兒童可能有異食癖表現，當補充鐵劑或鋅劑後，這種現象就會消失。

3　鉛中毒。鉛中毒可能導致嚴重的中樞神經系統病變，如癲癇發作、行為異常、語言功能發育遲緩乃至喪失等，這些異常的病變很有可能誘發異食癖的形成。

4　寄生蟲感染。蛔蟲、鉤蟲等寄生蟲寄生在腸道，常引起感染等一系列症狀。蛔蟲分泌的毒素直接刺激腸管，鉤蟲則會導致貧血，這些都有可能導致異食癖產生。

為什麼兒童更易罹患異食癖？

　　異食癖患者以兒童居多，而兒童異食癖又以學齡前兒童最多，其次是嬰幼兒。學齡兒相對較少，男女比例無明顯差異，鄉下的發生率比都市高。

　　於是十萬君新的疑問來了，為什麼兒童更易罹患異食癖？

　　很多人都知道成人會出現各式各樣的心理障礙，比如焦慮症和憂鬱症，但兒童的心理健康卻很少被注意，即便是父母，認知也存在嚴重不足。

　　研究發現，兒童心理失常往往與被家庭忽視和所處環境不正常有關，比如持續地與父母或依戀的照顧者分離會導致兒童焦慮。因父母離婚、婚姻出現矛盾甚至家庭暴力而經常使家庭的氣氛變得緊張，兒童缺乏基本的安全感，也會出現焦慮憂鬱。父母及學校給予兒童過高的學業壓力，與年齡不相稱的過多的強迫性的學習不但剝奪了他們的世界，還讓他們變得自閉、緊張甚至是恐懼。和成人相比，兒童更易遭受挫折，若受挫後缺乏正確的表達和有效的應對能力，久而久之，心理障礙就會誘發生理變化。初期兒童（2～7歲）可能因無人照顧，擅自拿取異物放在口中把玩，時間一長成為習慣，就變成了不易解除的條件反射。

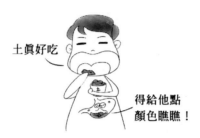

另外，兒童經常會出現偏食、厭食的情況，而且身體正值生長發育階段，所以他們更容易缺乏營養物質和微量元素。好奇心很重，對周圍環境的危險意識不足，也會使他們誤食異物甚至是毒物。喜歡玩耍，不注意手部衛生，喜歡吃亂七八糟的食物，也使他們更容易遭受寄生蟲的感染，這些因素都導致了兒童異食癖發生率比成人更高。

所以異食癖往往不是單一因素所致，它可能存在兩種甚至更多的綜合因素。

「哎，孩子們真可憐！可是，究竟要怎麼做，才能讓更多的孩子免受異食癖的困擾？」十萬君的問題也是很多家長關心的，畢竟，孩子能健康成長是所有家長的希望。

如何預防異食癖？

避免孩子異食癖的悲劇重在預防，對於家長我有四點建議。

1　父母應不斷提供對孩子情緒方面的支持和生活上的關照，及時與

孩子進行交流，了解孩子的內心世界，而不應該施加各種壓力給孩子，同時應注重培養孩子的 EQ。能夠善於與人相處，善於調節控制自己的情緒。

2　自閉症的孩子更容易患上異食癖，所以家長應該密切觀察孩子平時的一舉一動，我們常把自閉症孩童形容為星星的孩子，我們希望家長、社會給予這個族群更多的關懷。

3　找準異食癖的病因，如果明確為微量元素和寄生蟲感染，應該及時求助專業醫生。

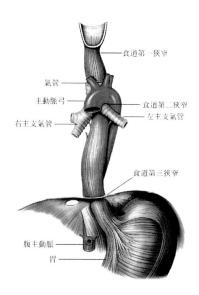

食道是前後扁平的肌性管狀器官，長約 25cm，第一狹窄為食道的起始部，第二狹窄為食道在左主支氣管的後方與其交叉處，第三狹窄為食道通過橫膈膜的食道裂孔處。狹窄部位是異

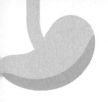

物易滯留和食道癌的好發部位。

4　父母應該培養孩子養成良好的飲食習慣，不挑食，不偏食；注意
　　個人衛生，飯前便後要洗手，不咬指甲，不吃髒東西和不能吃的
　　非食物性物品；父母每天下班後要有足夠的時間陪伴孩子，一起
　　玩耍，以滿足兒童情感及心理上的需求，避免他們朝不正常的方
　　向去尋求刺激和安慰。對於嚴重病例，要儘早帶他們去看精神科
　　醫師或心理諮商師。

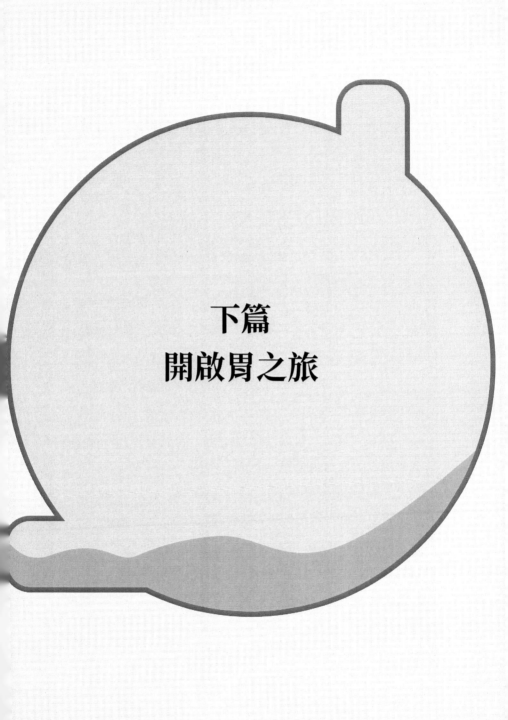

下篇
開啟胃之旅

第一章　胃裡的石頭怎麼出現的，如何消滅？

　　新的一天，剛換完早班，我的學生十萬君就迫不及待地問我：「老師，我一個親戚得了胃結石，很早就打電話問我是什麼情況，我也是一頭霧水。」

　　我有點驚訝地望著十萬君：「你難道不知道嗎？」

　　「老師，說來慚愧，我聽說過膽結石，聽說過腎結石，就是沒聽說過胃結石。」

　　想想，十萬君剛到消化內科不久，對於胃結石不夠了解也是情有可原，而他的疑問也代表了很多人的困惑，那就是，胃裡真的會長石頭嗎？

　　我放慢速度，沉思了一會兒，然後對十萬君講了一個不久前遇到的病例。

　　兩個月前，急診科收進來一名急性腹症的患者，他用手按住上腹部，在病床上不停地輾轉反側，然後嘴裡喊著：「醫生，我痛死了，快點幫我用止痛藥吧！」腹痛是消化內科常見的疑難雜症，人體的消化系統特別龐大，腹腔裡有各式各樣的臟器，

任何一個臟器出了問題，都有可能會引起腹痛。醫生在看診的時候，往往會根據患者的主訴和體格檢查大致判斷哪些臟器最有可能出問題。就如這名叫阿軍的腹痛患者，他的腹痛部位在上腹部，劍突下壓痛最為明顯。

是急性胰腺炎嗎？還是更為凶險的腹主動脈瘤？

醫生常常要扮演偵探，他們要像推理小說裡描述的一樣尋找證據，不錯過任何蛛絲馬跡，再運用一些高科技儀器來揭開真相。

焦點再回到阿軍身上，我們使用排除法逐一排除了可疑的凶手，最終透過 CT 檢查，我們發現了位於胃腔內的巨大團塊，此時新的疑問出現了：巨大團塊是什麼，是惡性腫瘤嗎？

胃鏡檢查最終為我們揭開了真相，出現在胃腔的不明團塊可不是什麼惡性腫瘤，它只是一塊堅硬的石頭而已。當我們將診斷結果告訴阿軍的時候，他目瞪口呆，和十萬君一樣，他聽說過膽結石，聽說過腎結石，但是胃結石，還真的從來沒有聽說過。

其實不光患者如此，就連很多非消化專科的醫生，可能也會有這方面的疑問。

胃裡竟然也會長石頭？胃石，它究竟是一種怎樣的存在？

胃石是指透過口腔攝取的某些食物、藥物或異物，在胃內正常或異常環境影響下形成了不可吸收的石性團塊狀物，形狀

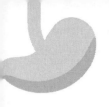

多為圓形或橢圓形，大小不一，小的如乒乓球，大者似嬰兒頭。

其實有關胃石的報導最早可追溯到 1950 年，首次有醫學文獻描述了胃石，之後有關胃石的文獻報導越來越多，雖然它是一種少見病，但發病原因卻與我們的生活方式密切相關。

胃結石的種類

- **植物性胃石**：以柿子、山楂、黑棗引起居多，橘子、石榴等也可能引起，研究發現，這些食物裡含有豐富的鞣酸、纖維素、半纖維素、木質素及果膠，在胃酸作用下，鞣酸與蛋白結合形成不溶於水的沉澱物，並將果皮、果纖維或食物殘渣黏結積聚形成巨大團塊，無法通過幽門口排出；至於果膠，它是植物細胞壁成分之一，存在於相鄰細胞壁間的胞間層中，產生將細胞黏在一起的作用，不同的蔬菜、水果口感有區別，主要是由它們含有的果膠含量以及果膠分子的差異決定的，某些水果的果皮中果膠含量可以達到 30%，在適宜條件下果膠會形成彈性膠凝，和鞣酸一起促進胃結石的形成和加固。
- **動物性胃石**：由於嚥下較多的毛髮和難消化的瘦肉等在胃內纏繞而成。
- **藥物性胃石**：指長期服用含鈣、鉍等無機化學藥物或制酸劑（如氫氧化鋁凝膠）、中藥殘渣、X 光造影鋇劑以及藥丸黏合劑等，在胃內沉澱形成胃石，也會在胃酸的作用下形成小團塊，與食物殘渣混合形成胃石。

- **混合性胃石**：顧名思義，這種胃石可能同時含有上述兩種以上成分。

在四種胃結石中，以植物性胃石最為常見，其他種類的胃結石，雖然文獻上也有報導，但總體罕見，說到這，十萬君有了新的疑問：「老師，胃結石的形成僅僅與吃下的東西有關嗎？」

當然不是！舉個簡單的例子，兩個人同時吃柿子，甲罹患了植物性胃結石，但乙卻沒有，一方面是因為每個人的敏感性不同，另外一方面則是因為胃的排空區別。

前者屬於個人體質，後者則可能顯示了某些疾病，比如胃手術史、消化性潰瘍、慢性胃炎、胃腫瘤、消化不良和糖尿病神經病變所致胃輕癱患者都可能存在胃動力障礙，胃蠕動減少、排空延遲，以及幽門功能異常，都為胃石形成提供了條件。

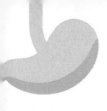

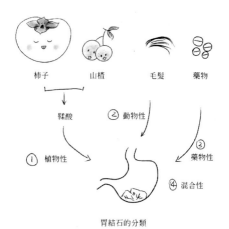

胃結石的分類

　　因為缺乏對胃結石的了解，很多人並不知道，大量食用含有高鞣酸、果膠的食物可能會引發胃結石，就算結石形成了，它也不是一兩分鐘的事情，所以它的發病有時非常隱匿，很多患者往往是好幾天之後出現上腹痛、飽脹、打飽嗝、噁心嘔吐等症狀，到醫院檢查才發現胃裡出現了結石。胃結石最恐怖的地方就在於胃石會對胃壁產生機械性壓迫與摩擦，同時刺激胃酸分泌，從而容易引發胃黏膜糜爛、潰瘍、出血甚至穿孔！

　　因為胃結石本身體積較大，如果剛好卡在幽門口，就會導致幽門阻塞。此時胃內容物不能順利入腸，而在胃內大量滯留，因患者無法正常進食，並大量嘔吐，時間一長還會導致嚴重的營養不良、電解質紊亂、低蛋白血症（hypoproteinemia）及貧血。

　　「天啊！真想沒到胃結石這麼恐怖！」聽我說到這的時候，

十萬君驚訝地半張著嘴巴。

喝可樂可以溶解胃結石嗎？

雖然胃結石恐怖，但也不是沒有治療方法，我們首先來了解下網路討論最熱門的話題，很多人認為平時喝的可樂能夠溶石，是治療胃結石的神器，果真如此嗎？

要知道真相，必須先要了解可樂的成分。可樂是一種黑褐色、甜味、含咖啡因的碳酸飲料。早期的可樂是從可樂果中提取物質製成的，故而稱為可樂。可樂果原產於非洲熱帶，當地土著居民將其放入口中咀嚼，可作為興奮劑和疲勞恢復劑。其主要成分為可可豆鹼、香精油、糖苷、可樂鹼。可樂曾在第二次世界大戰時期大放光彩，因為它是很好的興奮飲料，所以深受美軍的歡迎。即便到現在，可樂也是備受歡迎的飲料。研究發現，可樂在治療胃石方面確實能發揮一定作用，以致在很多醫院，連醫生都會建議罹患胃結石的患者去買可樂，身為消化科醫生，我也這麼做過。

關於可樂的作用原理，有發現認為可能是市面上可樂的 pH 值約為 2.6，能夠酸化胃內容物及釋放二氧化碳氣泡，從而使胃石破裂，對於植物性胃石，這種作用尤其明顯。2002 年，希臘醫生拉達斯（Ladas）等率先在《歐洲胃腸病學與肝臟病學雜誌》

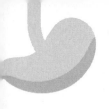

（*European Journal of Gastroenterology & Hepatology*）發 表 文 章稱，其使用 3 升可樂經鼻胃管灌洗超過 12 小時來治療植物性胃石 5 例，全部獲得成功。此後，國內外均有學術報導可樂治療植物性結石成功的案例，由此可見，可樂治療胃結石，並不是謠傳，還是有一定科學依據的。

「真想不到可樂竟然還能治療胃結石，我現在就打電話給我親戚。」十萬君興奮地拿起手機。

我制止住他：「你猴急什麼呀，我還沒說完呢！」醫學永遠不是一概而論，每個人都是獨一無二的個體，可樂能夠治療胃結石，但不是所有的患者都適合口服這種碳酸飲料。

身為一名消化內科醫生，我的觀點有三個方面。

首先，胃結石並不是在胃裡固定不動的，它會隨著胃的蠕動而滾動，常常將胃黏膜損傷，所以胃石伴隨胃潰瘍在醫學上非常常見，對於胃潰瘍患者，口服可樂有導致潰瘍穿孔的風險。

咕嚕嚕……

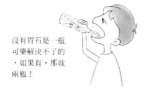

沒有胃石是一瓶
可樂解決不了的
，如果有，那就
兩瓶！

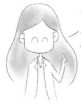

可樂有溶石的作
用，但不適用於
所有人哦！

　　其次，可樂對植物性結石效果較好，對於其他的結石，則沒什麼效果，這個時候如果沒有針對性地口服可樂，有可能加重病情。

　　最後，可樂並不是萬能的，很多胃石過於堅硬，即便口服可樂，可能也沒有很好的效果，與其讓患者痛苦地等待，倒不如積極採取其他的治療措施，防止病情進一步惡化。其他的治療措施，就是我們所說的內視鏡治療和外科手術。但是每一種治療方式都存在一定的風險和併發症，這需要內、外科醫生的積極合作，為每一位患者量身定製合適的治療方案。

　　說到這，十萬君腦洞大開，問我：「老師，胃石可以體外震波碎石嗎？」

　　體外震波碎石（extracorporeal shock wave lithotripsy,

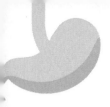

ESWL），簡而言之就是利用衝擊波從體外將人體內的結石擊碎，變成細小的碎塊，以利於排出體外。它與 CT、磁振造影（magnetic resonance imaging, MRI）一起被譽為 20 世紀三大醫療新技術。1980 年，德國率先使用這種技術治療腎及輸尿管等泌尿系統結石，發展到現在，這種技術其實已經非常成熟了，事實上，很多學者受泌尿系統結石體外震波碎石的啟發來嘗試將此類方法應用於胃石的治療，雖然有研究發現體外震波碎石可能對部分植物性結石有效，但因為胃石與泌尿系統結石所處解剖情況區別較大，胃石的碎石療效並不確切，所以並未得到廣泛開展。不過即便無法在體外開展震波碎石，現在的內視鏡技術也可以做到體內碎石。比如在 1986 年首次有報導應用釔鋁石榴石（yttrium aluminium garnet, YAG）雷射治療胃結石成功的案例，但因為它的費用太過昂貴，所需設備要求較高，加上胃結石的發生率遠沒有腎結石那麼高，所以它的應用受限。目前內視鏡碎石最常使用的方法是使用活檢鉗、異物鉗、圈套器、網籃、氬氣刀和免開刀電震碎石設備進行分次切割碎石，雖然聽起來沒有雷射那麼高大上，但是它的療效卻是值得肯定的。

　　了解了胃結石的病因、危害和治療方法後，讓我們再把注意力集中回阿軍身上。

胃結石怎麼預防？

當真相被揭露的時候，我們往往會驚呼，身邊看似美好的東西，卻極有可能對我們的健康造成危害。就比如阿軍只是看到美味的柿子，在空腹情況下一口氣吃了 3 顆，然後中午還喝了 250mL 的白酒。雖然透過胃鏡，我們順利為其取出了柿子導致的胃石，但是仔細回想，很多患者正是因為缺乏基本的醫學常識，才導致了悲劇的發生。

就像阿軍，他犯了三個錯誤。第一，空腹吃柿子；第二，一次吃太多；第三，飲酒。

空腹時游離胃酸增多，更容易與鞣酸、果膠發生膠凝形成結石，吃太多柿子會進一步加重這種現象，而飲酒，則使胃石形成得更徹底、更堅硬，因為乙醇會加速蛋白質的凝固。

很多罹患了胃結石的患者即便康復也是心有餘悸，他們往往會問，究竟怎樣才能預防？的確，避免胃結石最好的辦法就是預防，對於本身胃排空就不好的人，這種預防尤為重要，因為這部分人有罹患胃結石的高危因素，一旦不忌口大量進食了高鞣酸的食物，罹患胃結石的可能性就很大。對於胃排空功能正常的健康人，也不意味著就可以毫無後顧之憂。俗話說，常在河邊走，哪有不溼鞋？第一次可能沒事，但是第二次、第三次呢？可能就沒那麼幸運了。

下篇　開啟胃之旅

1　如果你喜歡柿子、石榴、橘子、山楂、黑棗等水果中的一種或多種，那麼請不要一次進食太多，不要以為自己的胃很健康，就不顧它們的感受。民間有說法叫胃要七分養，這其實是有道理的，這種養是愛護保養，是像對待孩子一樣對待自己的胃。醫學發現，進食適量的水果對身體是非常有益的，因為水果中含有豐富的維他命，但是過度進食，胃不堪重負，就算不引起胃石，也會引起消化不良。

2　不要空腹吃水果，也不要餐後立刻進食。空腹時游離胃酸增多，餐後立刻進食則會加重腸胃負擔。另外，食物還沒有被身體消化吸收，這個時候吃進去，水果和食物很容易混合形成胃石，所以最佳進食水果的時間是在餐後 2 個小時左右。

3　戒酒。酒精和消化系統疾病的發作密切相關，大量酗酒會誘發急性糜爛出血性胃炎（acute erosive gastritis）、急性胰腺炎，還會導致酒精性肝病，甚至肝硬化。至於會促進胃石的形成則是普通民眾不知道的，相信各位讀者看到這裡時，腦中應該浮現了戒酒的想法。

4　除了植物性結石之外，動物性胃石多見於異食癖患者。至於藥物性結石，其實發生率非常低，但我有一個小小的建議，是藥三分毒，如果沒有請教專業醫生，自己亂買一些藥長期口服，那麼危險是可想而知的。

第二章　幽門螺桿菌其「菌」

　　有人將幽門螺桿菌的研究成果稱為革命性的發現，正因它的發現，才使人們對消化道有了全新的認識，也使一些消化道疾病能夠得到根治。不過發現這種細菌的，只是兩個普通的醫者，他們的名字分別是巴里‧馬歇爾（Barry J. Marshall）和羅賓‧沃倫（J. Robin Warren）。

　　羅賓‧沃倫，是一個普通的病理科醫生。時光倒流至 39 年前，1979 年 6 月 11 日，澳洲西部皇家珀斯醫院，在澳洲眾多醫院中，名不見經傳的皇家珀斯醫院實在沒有什麼大放光彩的地方。歷史的車輪如同雲朵，安靜地飄過，誰又會想到在皇家珀斯醫院病理科，這一晚注定將永遠載於史冊。

　　羅賓‧沃倫，一個普通的病理科醫生，雖然這一天是他的生日，但他像往常一樣從事著病檢這項煩瑣的工作。電子顯微鏡下，是一塊已經做了染色的胃黏膜標本，根據病史描述，這名男性患者在進行胃鏡檢查時，發現了位於胃竇部（antrum）的一處慢性活動性發炎。於是負責檢查的醫生取了五塊胃黏膜進行病檢，本來只是為了排除癌變，但是細心的沃倫卻認真地看了很久，他臉上的表情由嚴肅逐漸變得興奮，如同哥倫布發

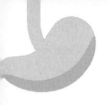

現了新大陸。

　　善於發現和總結一直是沃倫的優點，即便只是一名普通的病理科醫生。其實前一段時間，透過對很多胃黏膜標本的觀察，沃倫已經發現這些標本雖然各不相同，但冥冥之中，似乎又有著驚人的一致。直到今晚，沃倫再次確認，他透過電子顯微鏡，很清楚地觀察到了緊密黏附在胃黏膜上皮細胞上的無數螺桿菌。其實發現螺桿菌倒沒什麼可吃驚的，要知道早在 1892 年，義大利病理學家朱里奧・比佐澤羅（Giulio Bizzozero）就首次在動物實驗中發現一種抗酸性螺桿菌能夠在狗的胃部存活，但是沒有引起當時醫學界的重視。

　　雖然不是第一個發現螺桿菌的人，但是敏銳的沃倫還是以獨特的目光發現了規律。他發現有細菌寄生的胃黏膜標本，竟然都是取自慢性活動性胃炎的患者。這意味著什麼？螺桿菌難道是導致慢性活動性胃炎的罪魁禍首嗎？……只是當沃倫將胃活檢標本興奮地展示給科室同事之後，他們卻無法觀察到這些螺桿菌，甚至對沃倫的觀點提出了質疑。

　　要知道在此之前，所有的研究和結論都一致認為，因為胃內的高酸狀態，不可能有任何微生物生存。弗里德伯格（Freedberg）和巴倫（Barron）在 1940 年發表了一篇文章，報導了數例螺桿菌感染，但是幾年後，帕瑪（Palmer）便證實這種細菌是不存在的。

現在，沃倫竟然提出了不同的觀點，大家自然不屑一顧，甚至認為他有點異想天開。

然而，在通往真理的道路上，注定不可能一直孤獨。

沃倫的觀點雖然被大家嘲笑，卻很快在醫院裡流傳開來，但幾乎所有人都覺得沃倫是痴心妄想，沃倫成為所有人茶餘飯後的笑料。

直到有一天，一名醫生出現在沃倫面前，這名醫生來自皇家珀斯醫院的消化內科，他叫巴里‧馬歇爾。馬歇爾謙虛而禮貌地向沃倫介紹了自己，他聽聞了沃倫的觀點，但與其他人不同，馬歇爾竟然覺得沃倫的觀點很有道理，他恰好也想做這方面的研究，以便完成一篇論文，所以今天慕名而來，他想和沃倫攜手合作。

茫茫人海，終於覓得一知音，沃倫非常開心。

兩個人商量後決定收集 100 個患者的胃黏膜標本，送到微生物實驗室進行細菌培養。由於這種螺桿菌非常接近彎曲菌屬（Campylobacter），所以沃倫和馬歇爾兩人使用標準的彎曲菌培養基對這一未知細菌進行分離培養，遺憾的是很長一段時間之後，研究並沒有實質性的突破。

「哎，老兄，第 34 個培養皿已經被丟掉了！」馬歇爾顯得十分沮喪。沃倫勸他不要灰心，畢竟兩個人決定收集 100 個標本，所以機會還是有的。轉眼到了 1982 年的復活節，假期從 4

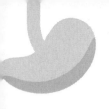

月 9 日到 4 月 12 日，放假前一天 4 月 8 日，馬歇爾和沃倫對一例有十二指腸潰瘍病史的中年患者進行了胃黏膜組織取樣，並交給了醫院微生物實驗室的約翰·彼爾曼（John Pearman）再次進行細菌分離培養。

無心插柳柳成蔭，5 天後，1982 年 4 月 13 日，微生物實驗室的值班醫生，驚奇地發現培養基上長滿了透明細小菌落（colony），於是約翰打電話激動地告訴馬歇爾細菌分離培養成功的消息。經過後續的一系列研究和實驗，沃倫和馬歇爾這才發現，這種螺桿菌的最佳培養週期是 5 天，而之前的 34 個標本，每一個標本的培養週期都只有 2 天，這次若不是因為復活節放假，那麼標本在 48 小時後可能會再次被丟棄。

真是冥冥之中，自有天佑。

沃倫和馬歇爾發現胃內存在的這一種細菌其實是一種螺旋狀帶鞭毛的革蘭氏陰性微需氧細菌。由於該菌在光學顯微鏡下的形態及結構與彎曲桿菌相似，所以兩人將其稱為未鑑定的彎曲樣桿菌。但是即便發現了這種細菌，科學研究之路卻依舊坎坷。

小小的一間皇家珀斯醫院，遠遠比不上哈佛或者牛津這些重點學術研究的醫學院，而沃倫和馬歇爾因為名不見經傳，更是不被學術主流所接受。他們在培養出未鑑定的彎曲樣桿菌之後，雖然多次投稿，但不是被無情退回就是被無情嘲笑，在

很多醫學教授看來，這就是痴心妄想的事情，有人甚至公開譏諷，分離出細菌，就能證明這種細菌是導致胃炎或胃潰瘍的罪魁禍首嗎？

面對質疑，沃倫和馬歇爾知道，醫學講究的是證據，辯駁毫無意義！

1984 年 6 月 12 日，距離沃倫發表自己獨特的觀點已經整整 5 年過去了，33 歲的馬歇爾決定親自進行吞服細菌的人體志願者試驗，試驗前他並無胃、十二指腸疾病，也無潰瘍病的家族遺傳史。

吞服細菌前，馬歇爾接受了胃鏡檢查，並從胃和十二指腸各自取了活檢進行組織學檢查和細菌培養，結果證明並無胃病，也無彎曲桿菌感染。之後，馬歇爾口服了約 30 毫升含有大量螺桿菌的蛋白腺（peptone）肉湯培養基。在服入細菌的最初 24 小時內，馬歇爾除了感到腸蠕動增加外，並無特殊不適。第 7 天凌晨，開始出現噁心嘔吐症狀，一直持續了整整 3 天。第 10 天，馬歇爾再次接受胃鏡檢查，檢查發現馬歇爾原本健康的胃出現了急性發炎（acute inflammation）的變化，胃黏膜充血水腫。透過組織學檢查，顯示胃竇部黏膜組織中度活動性發炎細胞浸潤（infiltration），淺表層上皮細胞和腺細胞有嗜中性球浸潤，黏膜固有層慢性發炎細胞（chronic inflammatory cell）數量少量增多，可見黏蛋白中度減少伴發炎反應性變化

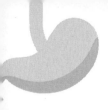

（reactive changes）。而細菌培養則進一步證實馬歇爾感染了這種彎曲桿菌。

隨後馬歇爾口服梯尼達諾（Tinidazole）治療，經過治療，他的臨床症狀得到了完全緩解，之後再次胃黏膜細菌培養，顯示感染已被根除。至此，馬歇爾終於證明了他與沃倫聯手發現的彎曲桿菌是導致胃炎或胃潰瘍的罪魁禍首，之後，他與沃倫合著的正式論文發表在《刺胳針》（*The Lancet*）雜誌上，隨即引起轟動。

有志者事竟成。

1987 年沃倫和馬歇爾發現的未鑑定的彎曲桿菌正式被命名為幽門彎曲桿菌（Campylobacter pyloridis），並歸入彎曲菌屬。但隨後的研究進一步證明該菌的超微結構和脂肪酸組成與彎曲桿菌屬有很大不同。1989 年，幽門彎曲桿菌正式易名為幽門螺桿菌（Helicobacter pylori），得到了國際醫學界的廣泛認可和接受。

鑑於馬歇爾和沃倫在發現幽門螺桿菌方面做出的突出貢獻，2005 年 10 月 3 日，諾貝爾委員會宣布，馬歇爾和沃倫共同獲得 2005 年度諾貝爾生理學或醫學獎。

馬歇爾和沃倫，他們發現了導致人類罹患胃炎、胃潰瘍和十二指腸潰瘍的罪魁禍首——幽門螺桿菌，革命性地改變了世人對這些疾病的認知。但是回顧發現之路，一路曲折，一路

坎坷，榮耀的背後，卻是無窮的冷嘲熱諷。兩個微不足道的小
醫生，是什麼鼓舞著他們、激勵著他們，為了那神聖的夢想而
奮鬥不息，甚至不惜以身試菌，完成生命的壯舉？那是信仰，
醫學的世界需要信仰。馬歇爾和沃倫，這兩個微不足道的小人
物，用經歷向全世界證明了，哪怕在最不起眼的地方，最不起
眼的人身上，科學也能閃閃發光。

第三章　讓人腦洞大開的幽門螺桿菌

　　一連幾天，十萬君都在纏著我跟他講關於幽門螺桿菌的知識，自從馬歇爾和沃倫發現它後，說實話，有關這種細菌的種種神奇傳說，就一刻也沒停止過。

不要小看幽門螺桿菌的致病能力

　　這種細菌之所以如此受重視，與它的致病力、潛伏能力、強大的生命力都密切相關，特別是幽門螺桿菌成為明確的致癌原之後，更掀起了大家對它的警惕和重視。我對十萬君說，人體感染幽門螺桿菌後，依靠自身免疫力往往難以清除，所以它造成的感染是持久的，如果不治療，也可能是終身的。侵入人體的幽門螺桿菌依靠獨特的鞭毛穿過胃黏液層，最終定居在黏液層與胃竇黏膜上皮細胞表面，定居後的幽門螺桿菌會產生多種毒素和有毒性作用的酶破壞胃十二指腸黏膜屏障，菌體細胞壁的 Lewis X 和 Lewis Y 抗原還會引起自身免疫反應，進一步損傷黏膜屏障，最終導致一系列胃部疾病。

　　幽門螺桿菌感染最常導致的胃部疾病是慢性胃炎，然後是

消化性潰瘍，極少部分發展成為胃癌或胃黏膜相關淋巴瘤。

1　慢性胃炎。大多數慢性胃炎患者的胃黏膜可檢測出幽門螺桿菌，
　　細菌在胃內的定植與胃炎分布一致，也就是哪裡有幽門螺桿菌，
　　哪裡就最有可能有胃炎。雖然大多數幽門螺桿菌所致的慢性胃炎
　　患者並無特殊不適，但也有一部分存在功能性消化不良，如果給
　　予積極的殺菌治療，部分功能性消化不良可以緩解，甚至連慢性
　　萎縮性胃炎（chronic atrophic gastritis, CAG）也能明顯好轉。

2　消化性潰瘍。主要分為胃潰瘍和十二指腸球部潰瘍，胃潰瘍患者
　　幽門螺桿菌感染率為 80%～ 90%，十二指腸球部潰瘍患者幽門螺
　　桿菌感染率甚至可以達到 90%～ 100%，根除幽門螺桿菌可以促
　　進潰瘍癒合，並能顯著降低潰瘍的復發率。

3　胃癌。幽門螺桿菌會增加胃癌的發病風險，根除幽門螺桿菌能夠
　　降低胃癌術後的復發率。

4　胃黏膜相關淋巴瘤。幽門螺桿菌感染是胃黏膜相關淋巴瘤發生的
　　重要危險因素，根除幽門螺桿菌甚至可以治癒早期的低度惡性的
　　胃黏膜相關淋巴瘤。

口臭也與幽門螺桿菌有關？

「老師，網路上有很多討論幽門螺桿菌的話題，說它還會導
致口臭呢！」

的確如此，早期醫學界認為幽門螺桿菌寄居在人的胃腔
內，所以它導致的疾病應該都是胃內疾病，隨著研究的深入，

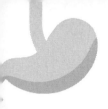

研究者發現，事實上所有人都低估了幽門螺桿菌的致病實力。

　　所以有人提出了這樣的設想：口臭會不會也與幽門螺桿菌有關？

　　其實，絕大多數的口臭都源於口腔，這點是毋庸置疑的，比如常見的齲齒和牙周病（牙齦炎和牙周炎）等口腔病都與口臭密切相關。

　　雖然20%～70%的人可能備受口臭干擾，但很多人並未覺得口臭是什麼大病，或者以為它是非常普通的小病。我的觀點是，別小看口臭這小小的毛病，它會使人（尤其是年輕人）不敢與人近距離交往，從而產生自卑心理，影響正常的人際、情感交流。

　　近些年，隨著對幽門螺桿菌的研究深入，人們發現幽門螺桿菌似乎也會導致口臭，困惑也隨之湧現，兩者之間真的存在著必然關聯嗎？

　　這不由得讓我想到了自己臨床工作中經常碰到的一些諮詢者，好友小姜就是其中一位。小姜是名健身教練，他體格健壯，但是最近，卻備受疾病困擾。原來小姜患上了口臭，這讓他非常煩惱。健身教練為了更好地指導學員訓練，總是必須隨時講解，但如果近距離解說，讓別人聞到了陣陣口臭味，尷尬可想而知。說真的，在跟小姜聊天的時候，雖然他下意識用手捂住嘴巴，但我還是聞到了異味。到底怎麼回事呢？小姜有口

腔疾病嗎？根據我對他多年的了解，他不抽菸，不喝酒，不嚼檳榔，生活裡很注重衛生。我知道他一天要刷三次牙，私下裡有好友還笑他有潔癖，在此之前，小姜也從未遭受口臭的干擾，那麼，口臭真的是口腔疾病導致的嗎？

　　我首先帶他去看口腔科，口腔科的醫生用專業檢查儀器詳細地檢查了他的口腔，沒有蛀牙，沒有牙周病，再加上小姜很注意牙齒保養，定期會到專業的口腔醫院洗牙，所以口腔科醫生說，牙齒保養得還滿不錯的。當然，牙齒健康，不代表整個鼻腔和咽喉都健康。咽喉及鼻腔疾病，如化膿性上頜竇炎、萎縮性鼻炎、扁桃體炎、咽炎等，也會導致口臭。於是小姜又去檢查了這些部位，結果同樣排除了。

　　見一時找不出原因，小姜有些著急了。身為專業的消化科醫生，我告訴他，在排除了口腔、咽喉、鼻部疾病之後，接著就要考慮口臭是否由消化道疾病導致。研究顯示，有三分之一上消化道疾病患者主訴中有胃酸逆流、打飽嗝及口臭。我們在實際工作中也的確發現，胃食道逆流、功能性消化不良患者出現口臭的可能性很大，而且他們的口臭往往伴隨著典型的消化道不適症狀。像我們所說的胃食道逆流，因為有各種胃內容物逆流至食道，損傷食道黏膜，引起食道發炎、糜爛、潰瘍，甚至波及至口腔，引起咽喉炎，病變區厭氧菌（anaerobes）及兼性厭氧菌（facultative anaerobes）的產生，很容易引起口臭，

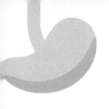

再比如功能性消化不良，食物不易消化和排空，在胃內停留的時間延長，在細菌的作用下食物腐敗並釋放出揮發性異味，經口腔呼出後也會形成口臭。

那麼，小姜的口臭真的與消化道疾病相關嗎？透過胃鏡檢查，我們發現他的胃竇黏膜有糜爛水腫，病理學明確為慢性胃炎，像我們所熟知的胃食道逆流和功能性消化不良往往有胃灼熱、逆流、腹痛、腹脹、打飽嗝等典型臨床表現，但大多數慢性胃炎患者並無明顯症狀。那麼，新的問題來了，導致小姜慢性胃炎的病因究竟是什麼？接下來，我們透過對小姜進行呼吸試驗測試，結果顯示他胃內感染了幽門螺桿菌。

其實關於口臭與幽門螺桿菌的關係，早在 1984 年馬歇爾博士為驗證其致病性，實驗前檢測 Hp（幽門螺桿菌）陰性後吞服 30 毫升培養的螺桿菌懸液（suspension），7 天後其妻子發現他呼吸時有異味呼出，證明幽門螺桿菌感染後有口臭發生，分析原因主要是幽門螺桿菌產生大量的尿素酶分解尿素而產生氨，氨是一種劇臭的物質，大部分氨吸收入血再由肝臟合成尿素，小部分進入肺內而呼出，還有小部分經胃逆流入口腔，故而造成口臭。進一步研究發現，在消化不良口臭患者中，80％在幽門螺桿菌根除後口臭可消失。也有研究發現，幽門螺桿菌會產生硫化氫和甲硫醇，而這兩種氣體都是導致口臭的元凶。由此看來，幽門螺桿菌和口臭的確存在某些直接或間接的相關

性，這並不是空穴來風。

　　在我的建議下，小姜接受了標準的抗幽門螺桿菌治療方案，治療結束後一個月，複查幽門螺桿菌顯示為陰性，胃鏡顯示胃竇炎明顯好轉，此時他的口臭也已徹底緩解。經過小姜這個病例，我語重心長地對十萬君說，醫學上的某些研究成果，看似偶然，實則必然，正因為科學家的孜孜不倦，才使得越來越多的謎團被揭開，越來越多的真相被公之於眾，就像口臭和幽門螺桿菌之間的關係。

幽門螺桿菌的越界破壞力

　　自從幽門螺桿菌被發現之後，它就一直是熱門研究課題，隨著相關研究的深入，人們不但發現幽門螺桿菌會導致胃內疾病，而且很多胃外疾病的發病似乎也與其密切相關，我總結了近些年的文獻，雖然這些研究並未徹底明確，但多多少少能讓我們腦洞大開。

1　幽門螺桿菌與缺鐵性貧血。可能機制為幽門螺桿菌感染導致胃黏膜損傷和失血，進而導致慢性萎縮性胃炎，壁細胞泌酸功能減弱，降低胃液酸度和維他命 C 濃度，進一步影響高鐵還原成亞鐵（Fe^{2+}），腸道對亞鐵的吸收從而減少，另外高鐵會透過芬頓（Fenton）反應產生自由基，損傷胃腸黏膜上皮細胞，減少腸道鐵的吸收，最終導致缺鐵性貧血。

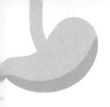
2 幽門螺桿菌與特發性血小板減少性紫斑（idiopathic thrombocytopenic purpura, ITP）。可能機制為幽門螺桿菌感染引起慢性免疫刺激，與血小板某些抗原具有相同或相似的抗原表位，從而誘導機體產生血小板自身抗體，破壞血小板。

3 幽門螺桿菌與巨芽細胞貧血（megaloblastic anemia）。可能機制為幽門螺桿菌感染誘導機體特異性體液和細胞免疫，從而損傷胃黏膜細胞，引起慢性萎縮性胃炎，導致壁細胞受損，胃酸、胃蛋白酶和內在因子分泌降低，造成食物中維他命 B_{12} 釋放障礙及其與內在因子結合減少，影響維他命 B_{12} 吸收。

4 幽門螺桿菌與過敏性紫斑（anaphylactoid purpura）。可能機制為幽門螺桿菌感染誘發即發性過敏反應（immediate hypersensitivity），釋放抗原，刺激漿細胞（plasma cell）產生特異性 Hp-IgE，進而導致肥大細胞（mast cell）被啟動，釋放出組織胺（histamine）、激肽原酶（kininogenase）、硫酸軟骨素（chondroitin sulfate, CS）等，從而引起血管擴張、通透性增加，出現血漿滲出和水腫。

5 幽門螺桿菌與冠心病。可能機制為發炎反應，幽門螺桿菌感染會引起發炎細胞增多、聚集和啟動，這些發炎細胞會分泌 TNF-α、IL-1、IL-6 等細胞因子，增加冠狀動脈平滑肌損傷過程的應答（response）；影響脂質代謝，TNF-α 會抑制脂蛋白酶的活性，引起脂代謝紊亂，血漿膽固醇升高，高密度脂蛋白（high-density lipoprotein, HDL）降低，氧自由基（free radical）濃度升高，促進冠狀動脈粥樣斑塊形成；維他命 B_{12} 和葉酸吸收不良，導致同型半胱胺酸（cysteine）平均值升高，高半胱胺酸會抑制內皮細胞

(endothelial cell) 分泌 NO（一氧化氮），促進血小板聚集和血管收縮，進而導致血栓形成。

6　幽門螺桿菌與皮膚病。據相關文獻，1998 年加斯巴里尼醫生就發現，55％慢性頑固性蕁麻疹患者的胃內可查出幽門螺桿菌，經抗菌治療消除幽門螺桿菌後，有 81％患者蕁麻疹不再復發。可能機制為這類患者體內往往存在特異性 IgE 型抗幽門螺桿菌抗體，會持續釋放抗原，導致人體的肥大細胞和嗜鹼性球（basophilic granulocyte）脫顆粒（degranulation）引起組織胺釋放。體內外研究也發現，幽門螺桿菌會引起人體局部的微血管損傷和功能失調，誘發或加重皮膚水腫或蕁麻疹的形成。也有人報導，圓禿（alopecia areata）患者與健康成人相比，幽門螺桿菌感染率明顯升高，還有報導說乾癬（psoriasis）、酒糟鼻（rosacea）也可能與幽門螺桿菌感染有一定相關性，久治不癒的皮膚病，予以幽門螺桿菌根治後，症狀有可能得到改善。

7　幽門螺桿菌與第二型糖尿病。可能機制為幽門螺桿菌感染導致的慢性發炎反應促進血小板活化及血小板、白血球聚集，仕胰島素阻抗（insulin resistance, IR）中發揮一定的作用。幽門螺桿菌感染會導致組織及全身的氧化壓力（oxidative stress），增加循環中過氧化脂濃度，進而導致胰島素阻抗、胰島 β 細胞功能障礙、糖耐量降低，最終形成糖尿病。幽門螺桿菌感染會導致胃腸內激素水準紊亂，使體抑素（somatostatin）平均值下降，胃泌素的釋放增加。體抑素調節胰島素的分泌，對胰島素的釋放有抑制作用，胃泌素能減少小腸對糖的吸收，並刺激糖依賴性胰島素的分泌，兩種激素平衡被打亂後，透過負回饋（negative feedback）導致

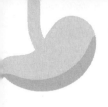

胰島素釋放增加，產生胰島素阻抗，進而促進糖尿病的發生。

8　幽門螺桿菌與口腔疾病。有研究者透過多例慢性牙周炎患者口腔
　　不同部位幽門螺桿菌檢測發現，口腔牙菌斑、唾液、舌背黏膜、
　　頰黏膜等部位存在著幽門螺桿菌，且以牙菌斑中居多。研究發
　　現，幽門螺桿菌感染可能與牙周炎、口腔黏膜扁平苔蘚、復發性
　　口腔潰瘍、齲齒、口腔癌等相關，根治幽門螺桿菌後，病程縮
　　短、復發週期延長、自覺症狀減輕。

同病不同命

　　說到這，愛動腦筋的十萬君開始有了新的疑問，他發現幽
門螺桿菌感染者的結局大相逕庭，比如有的人感染了幽門螺桿
菌可能一點反應都沒有，似乎能與之和平相處，有的人感染了
以後可能會反應劇烈，甚至最後發展成形形色色的疾病。

　　他的觀察是非常仔細的。的確，幽門螺桿菌的感染率其實
是非常高的，成人的感染率可以達到 40％～ 60％，但是感染
後，每個人的反應和結局也不盡相同。引起這些差異的主要原
因有三點：感染者自身的身體狀況、外界因素是否有協同作用，
以及幽門螺桿菌本身的因素。

1　感染者的身體狀況。年紀越大的患者因為身體抵抗力差，且多患
　　有多種慢性疾病，所以更易感染幽門螺桿菌，感染後造成的後果
　　可能也更嚴重；若有上消化道疾病的家族史，如胃癌、消化性潰

瘍、胃黏膜相關淋巴瘤等，可能會對幽門螺桿菌的致病更敏感，反應更劇烈。

2 外界因素。長期抽菸、酗酒，常吃富含硝酸鹽或亞硝酸鹽的食物，高鹽高脂飲食，飲食不規律，暴飲暴食，長期口服糖皮質素（glucocorticoid）或非類固醇消炎藥（NSAIDs），不注意手部衛生和飲食衛生等都有可能感染幽門螺桿菌，換句話說，幽門螺桿菌感染後這些因素還會加重它的反應與危害，從而更容易誘發各種胃內疾病甚至胃外疾病。

3 幽門螺桿菌本身的因素。不同的菌株毒力可能也存在差異，有的致病力強，有的致病力弱，產生的反應也可能會有不同，不同階段的感染，感染者也可能會出現不同的反應。

第四章　幽門螺桿菌的那些事

「老師，真想不到幽門螺桿菌竟會引起這麼多疾病！」十萬君難以置信地望著我。

的確，有關幽門螺桿菌有說不完的話題，身為醫生，我們很欣慰能看到這些新穎的研究方向，也許在不久的將來，科學家們能揭開更多關於幽門螺桿菌的祕密，從而為人類的健康造福。不過伴隨新的研究成果，人們對幽門螺桿菌的恐懼卻有增無減。

我的觀點是：大眾更加關心健康，在資訊化的時代裡，他們可以透過各種管道了解自己感興趣的東西，其中就包括健康知識，但是網路上各種言論，普通民眾很難甄別其中哪些是真哪些是假，錯誤的言論很容易混淆視聽，不但會增加恐懼，而且對健康無益。

「老師，您說得非常對，我也搜尋過關於幽門螺桿菌的科普知識，發現大家最關心的還是它會不會傳染以及要不要治療的問題，但是網路上給出的答案卻參差不齊。」

我對十萬君點了點頭，這需要醫生的不懈努力，只有及時發表專業可靠的醫學科普，才能讓更多的人了解真相，明

辨是非。

幽門螺桿菌究竟會不會傳染？

十萬君唸出來之後，我的回答是肯定的。

幽門螺桿菌是一種寄居在人胃內的細菌，流行病學資料顯示，幽門螺桿菌在全球的感染率超過 50％，開發中國家的感染率又明顯高於已開發國家。在臺灣，10 歲以下的孩童感染率約為 20％；20 歲以下的青少年感染率約為 40％；而年齡在 30 歲左右者，其感染率高達 50％；40 歲以上則超過 75％。為什麼它的感染率那麼高？其中重要的原因就是，它可以透過人與人的密切接觸而傳播。

但是我們所說的這種傳播，絕不是鼠疫、霍亂那般恐怖的傳播速度，也不是愛滋病、病毒性肝炎那般獨特的傳播途徑。雖然如此多的人會感染幽門螺桿菌，但是我的觀點是幽門螺桿菌不是病毒，也不是超級細菌，它是可以治療甚至治癒的，所以大家其實不必過於擔心。

幽門螺桿菌的傳播途徑究竟包括哪些？

十萬君一邊滑手機一邊唸，我們必須要感慨網友的想像力

實在豐富，各種猜測實在讓人腦洞大開。這裡面有人說空氣會傳染，有人說喝水會傳染，有人說接吻會，竟然還有人說「啪啪啪」也會，當唸到這裡的時候，十萬君的臉一下子紅了，真是情何以堪！

我笑了笑，說「啪啪啪」會傳染幽門螺桿菌的網友是何等之汙啊，不過他的奇思妙想在科學面前完全站不住腳，在醫學上，幽門螺桿菌主要是透過「口對口」或「糞對口」途徑來傳播的。

有研究發現，在非洲西部母親透過咀嚼食物餵養的幼兒，比非咀嚼餵養的幼兒幽門螺桿菌感染率要高。針對澳洲華僑的一項研究提示，使用筷子共用盤子用餐的澳洲華僑的幽門螺桿菌感染率比使用筷子分餐制的明顯增高。另外共用茶杯、漱口杯等也都可能導致幽門螺桿菌的感染率升高，這些都顯示了「口對口」傳播是幽門螺桿菌主要的傳播途徑。

也有研究發現，雖然胃是幽門螺桿菌寄居的部位，但人的唾液、牙斑、糞便中都可能含有幽門螺桿菌，並且有培養成功的報導，因為唾液中可能含有幽門螺桿菌，所以幽門螺桿菌透過接吻傳播應該是有根據的。事實上，很多針對配偶間幽門螺桿菌傳播的研究證實了與感染幽門螺桿菌配偶的生活時間越長，另一半感染幽門螺桿菌的風險越大；至於糞對口傳播，醫學界的觀點是，幽門螺桿菌定居於胃黏膜上皮細胞表面，伴隨

著胃黏膜上皮細胞的更新脫落，幽門螺桿菌也隨之脫落，透過胃腸道最終以糞便的形式排出，糞便中的幽門螺桿菌可能是透過汙染食物和水源而傳播感染，所以基礎衛生設施、安全飲用水和基本衛生保健的缺乏都會增加幽門螺桿菌的感染率。

目前幽門螺桿菌的傳播途徑主要是這兩種，但也有人提出了不同的疑問，比如幽門螺桿菌會透過母嬰胎盤傳播嗎？或是人與動物接觸後會引起傳播嗎？

母嬰胎盤傳播幽門螺桿菌的可能被認為極小，你也可以這麼理解，到目前為止，沒有確切的證據證明幽門螺桿菌會透過母嬰胎盤傳播。至於後者，雖然 1994 年科學家首次從家貓的胃中分離出了幽門螺桿菌，隨後透過對馬、牛、豬、犬等大型動物進行幽門螺桿菌檢測，也都發現了幽門螺桿菌陽性感染，但是卻沒有證據顯示動物攜帶的幽門螺桿菌會傳染給人。在美國，一項針對寵物擁有者的調查發現，其幽門螺桿菌感染率與正常人無差別，所以對於飼養寵物的家庭，只要不是過度親密的接觸，動物攜帶的幽門螺桿菌不會傳給人。

至於網友們腦袋洞大開，說到的空氣傳播和「啪啪啪」傳播，更是天方夜譚了。

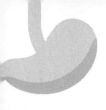

檢測幽門螺桿菌的方式有哪些？

　　十萬君唸出了大家的答案，有的說抽血，有的說做胃鏡，有的說是呼氣試驗，還有的說查糞便，到底哪個更準、更方便、更經濟實用呢？

1　抽血檢查。幽門螺桿菌感染後，可在人體內產生相應的抗體，所以理論上血清中是可以檢測到幽門螺桿菌抗體平均值的。但是一般需要數月才呈陽性，因而幽門螺桿菌感染初期做該項檢測時，檢測結果常常會出現假陰性。另外，即使幽門螺桿菌被根除，但血液中抗體的下降速度也是很緩慢的，患者往往需要 1 ～ 2 年才能轉陰，這樣又會出現假陽性的結果，由此可見，抽血檢查幽門螺桿菌顯然是不夠準確的。

2　胃鏡採樣檢測。胃鏡下活檢採樣後可做快速尿素酶檢測（rapid urease test, RUT），該方法簡便快速，但檢測結果容易受試劑 pH 值、取材部位、組織大小、細菌量、觀察時間、環境溫度等因素影響而出現偏差。

3　病理組織學檢查。透過對胃黏膜組織切片染色的鏡檢（clinical microscopy），既能直接觀察幽門螺桿菌，也可針對胃黏膜病變進行診斷，但不同染色方法的檢測結果存在一定差異：免疫組織化學（immunohistochemistry, IHC）染色法特異性高，但費用較高；蘇木精 - 伊紅（hematoxylin and eosin, H&E）染色法可同時作病理診斷；螢光原位雜交（fluorescent in situ hybridization, FISH）檢測幽門螺桿菌感染具有較高的敏感性，

亦可用於幽門螺桿菌對克拉黴素（Clarithromycin）抗藥的檢測。

4 細菌培養雖然準確率高，但複雜、耗時，需一定實驗室條件，標本轉送培養需專門的轉送液並保持低溫，目前主要用於科學研究機構進行藥敏試驗和細菌學研究。

5 糞便幽門螺桿菌抗原檢測是一種非侵入性檢測新技術，不但簡便易行經濟，而且有較高的敏感性和特異性。準確性能與呼氣試驗媲美，可用於幽門螺桿菌治療前診斷和治療後複查，因為不需口服任何試劑，所以非常安全，適用於所有年齡和類型的患者。

6 呼氣試驗。現在醫院廣泛使用的是碳 13 和碳 14 呼氣試驗，這兩種方法簡單，準確率高，無創傷，是目前最受大眾歡迎的幽門螺桿菌檢查方式，相對於抽血、細菌培養和胃鏡採樣檢測，呼氣試驗更準，更方便，更經濟實用，普及率也更高。

呼口氣就能確診的檢查方式

既然呼氣試驗這麼好，那麼孕婦也可以做嗎？

十萬君的姑姑就遭遇過這樣的窘事，當時還緊張了很長一段時間，不過孩子生下來的時候非常健康，全家人這才如釋重負！

我對十萬君說，其實消化科醫生經常會碰到類似情況，有人做完呼氣試驗不久發現自己懷孕了，或是已經懷孕又接受了呼氣試驗，網路上討論比較熱烈的是，碳 14 呼氣試驗有輻射，

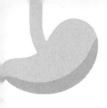

所以不適合孕婦和兒童檢測，果真如此嗎？

　　碳 13 和碳 14 呼氣試驗算得上一對孿生兄妹，兩者的相同點是都是將尿素分子中的碳原子用它的同位素取代後作為標記藥物，患者口服標記藥物以檢測胃內是否含有大劑量強活性的尿素酶，以此來判斷是否感染幽門螺桿菌，兩者診斷幽門螺桿菌的準確性一致，不同的是兩種呼氣試驗分別採用碳 13 同位素和碳 14 同位素作為標記物。從經濟上來說，碳 14 呼氣試驗更便宜，從安全上來說，碳 13 呼氣試驗是完全沒有輻射的，所以即便是孕婦和兒童，都可以接受。

　　不過也有研究指出，雖然碳 14 呼氣試驗有輻射，但是輻射能量極弱，0.3 毫米的水或一張紙即可阻擋，做一次碳 14 呼氣試驗照射劑量相當於坐 1 小時飛機旅行受到的輻射，其輻射完全可以忽略不計。到目前為止，尚沒有碳 14 呼氣試驗不良反應的報導，包括美國在內的很多國家的專業機構都認為碳 14 呼氣試驗對環境、受試者、操作人員都是安全無害的。

　　所以我的觀點是如果做完呼氣試驗不久發現自己懷孕了，或是已經懷孕了又不小心接受了碳 14 呼氣試驗，也大可不必緊張。

　　那麼接受呼氣試驗前後應注意什麼？

　　十萬君首先想到的竟然是要漱口，不過他只回答對了一小部分。

接受呼氣試驗前應該是空腹狀態，如果不是空腹，則需要在餐後 2 小時進行。為了避免口中含有食物殘留，受試前應該漱口。呼氣試驗時需口服試劑，一般用 20 毫升飲用水送服即可，期間不應再進食、飲水或服用飲料，檢查開始時應以呼氣為主，嚴禁倒吸，如果不可避免地呼出了口水也不要太過擔心，這並不影響測試結果。

接受檢測前必須停用氫離子幫浦抑制劑及 H2 受體阻斷劑至少 2 週，停用抗菌藥物、鉍劑和某些具有抗菌作用的中藥至少 4 週，複測時應至少停藥 4 週，因為這些藥物本身可以抑制幽門螺桿菌，所以可能出現假陰性結果。另外上消化道急性出血也會使幽門螺桿菌受抑制，有可能造成試驗假陰性，消化道出血 1 週以上不影響診斷。部分胃切除手術可能造成同位素從胃中快速排空，從而導致試劑無法發揮作用，也會影響測試結果。

那麼什麼情況下應該接受呼氣試驗？

胃鏡檢查時已確診消化性潰瘍、慢性胃炎、胃癌、胃黏膜相關淋巴組織惡性淋巴瘤的應該接受呼氣試驗檢查。有胃癌家族史，出現胃酸逆流、胃灼熱、胃痛、口臭、上腹部不適、打飽嗝、呃逆、噁心嘔吐、飽脹等消化道不適症狀，因疾病需要長期口服非類固醇消炎藥；這些都建議接受呼氣試驗，以確定是否有幽門螺桿菌感染。

也有人會問，醫生你說的這些情況我都沒有，我的身體

非常健康，為什麼公司體檢還要查幽門螺桿菌呢？因為世界衛生組織（WHO）下屬的國際癌症研究機構（International Agency for Research on Cancer, IARC）將其定為人類 1 類（即肯定的）致癌原，再加上大眾對幽門螺桿菌的認知越來越多，比如它可能導致的多種胃內外疾病，比如它在家庭成員中引起的相互傳播等，這些都成為大家熱議的話題，很多人因此主動到醫院要求檢查幽門螺桿菌。鑑於此，目前很多健康體檢機構都開始將幽門螺桿菌檢測列為常規體檢項目。

有治療幽門螺桿菌的疫苗嗎？

因為幽門螺桿菌可以透過「口對口」或「糞對口」而傳播，有人就提出了這樣的設想，是不是可以像治療傳染性疾病那樣，研製出相關的疫苗，透過免疫接種的方式減少它的感染率。

事實上，這不是腦洞大開的幻想，從 1990 年代開始，很多國家的研究人員就開始了對幽門螺桿菌疫苗的研究。如果研究成功，那麼疫苗接種將成為預防和控制幽門螺桿菌感染最經濟而有效的方法，但是正如屈原在〈離騷〉裡所描述的一樣，「路漫漫其修遠兮，吾將上下而求索」，疫苗的研製還有很長的路要走，所以暫時市面上並沒有可以預防幽門螺桿菌感染的疫苗。

第五章　殺不死的幽門螺桿菌

　　你是否碰到過殺不死的幽門螺桿菌，它們儼若細菌中的小強，生存技能超強；你是否碰到過總是捲土重來的幽門螺桿菌，它們如惡魔一般，無法驅散。

　　人們對幽門螺桿菌越來越重視的今天，對它的恐懼也有增無減。

　　我的學生十萬君最近就總是接到朋友的求助電話，他們的問題如出一轍：「為什麼幽門螺桿菌怎麼殺都殺不死，都殺好多次了！」十萬君不知該如何回答，只能求助我。

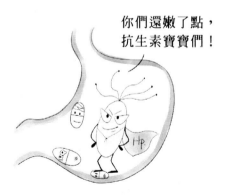

你們還嫩了點，
抗生素寶寶們！

　　我對十萬君說，知己知彼方能百戰不殆，要想和幽門螺桿菌打一場硬仗，我們首先得了解它是個怎樣的敵人。我沉思了

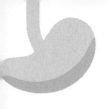

一會兒，然後說了兩點：「一、我們的敵人是一種細菌，它的生命力強大，能夠經受胃酸的圍攻；二、它是狡猾的敵人，會隨著環境改變而改變。」

十萬君忍俊不禁：「老師，我倒覺得幽門螺桿菌更像是變色龍！」

抗生素對付不了幽門螺桿菌

我點點頭，也可以這麼形容，對付這種變色龍，最有效的藥物當屬抗生素。但遺憾的是，雖然人類發現和合成的抗生素有幾千個品種，但是絕大多數對幽門螺桿菌都是無效的，這就好比雞蛋碰石頭，結果可想而知。到目前為止，醫學上殺滅幽門螺桿菌的常用抗生素有阿莫西林（Amoxicillin）、克拉黴素、左氧氟沙星（Levofloxacin）、四環素（Tetracycline, TCs）、甲硝唑（Metronidazole, MNZ）、富來頓（Furazolidone）。

可以這麼說，抗生素的發現，在細菌治療史上具有劃時代的意義。1928 年英國細菌學家亞歷山大·弗萊明（Alexander Fleming）在培養皿中培養細菌時，偶然發現從空氣中落在培養基上的青黴菌長出的菌落周圍沒有細菌生長，他認為是青黴菌產生了某種化學物質，分泌到培養基裡抑制了細菌的生長，這種化學物質便是最先發現的抗生素 —— 青黴素。1943 年青黴

素被廣泛應用於臨床，迄今近 80 年的時間過去了，雖然抗生素的種類越來越多，但是細菌卻也越來越強大，所以抗生素其實是一把雙刃劍，一方面它能夠殺滅細菌拯救生命，另一方面它也會導致細菌產生抗藥性。捲土重來的細菌往往更可怕，最近幾年，甚至有國家報導了超級細菌感染的現象。

超級細菌？十萬君一臉的驚恐，「老師我想起來了，2010 年，印度曾報導了攜帶 NDM-1 抗藥基因的超級細菌，當時在全世界都引起了不小的恐慌呢！大家生怕它會引起大範圍傳播。」

說得對，我們都知道超級細菌就是對所有抗生素都產生了抗藥性的細菌，一旦感染這種細菌，結局只能是聽天由命！而細菌之所以會抗藥，其中一個重要的原因就是抗生素的濫用。

2015 年，一項擴及全球 76 國、追蹤 16 年的抗生素使用報告指出，每千人每日使用抗生素的劑量，臺灣排名第 21 名，雖較南韓、美國來得低，但報告也特別提及，臺灣 2015 年在 glycylcyclines 抗生素的使用上，已比 2000 年時排名第 1 的美國來得高。

濫用抗生素，最嚴重的後果就是產生更強大的抗藥菌，甚至是超級細菌，最後無藥可用。

話題再回到幽門螺桿菌上，也許你就能理解，為什麼很多人儘管吃了抗生素，但依然無法殺滅幽門螺桿菌，其中最重要的原因就是，幽門螺桿菌已經對抗生素產生了抗藥性。我對十

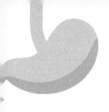

萬君說，你用變色龍來形容幽門螺桿菌非常貼切，事實上它不但能夠經受住嚴峻環境的考驗，還可以透過自身染色體的基因突變，從而對多種抗菌藥物產生抗藥性。到目前為止，在已知的治療幽門螺桿菌的抗菌藥物中，幽門螺桿菌對甲硝唑、左氧氟沙星和克拉黴素抗藥的廣泛流行，是導致根除失敗的重要因素。醫學上，克拉黴素被廣泛應用於呼吸系統感染，甲硝唑作為常用的抗厭氧菌藥物被廣泛應用於口腔感染、婦科炎症、寄生蟲感染等疾病，使用頻率高，抗藥率自然隨之提高。

　　近些年，隨著喹諾酮（quinolone）類抗生素被廣泛用於臨床，導致左氧氟沙星的抗藥率也越來越高。在很多地區，近些年報導的幽門螺桿菌原發抗藥率，克拉黴素達到 20% ～ 50%，甲硝唑為 40% ～ 70%，左氧氟沙星為 20% ～ 50%。幽門螺桿菌甚至可以對這些抗生素發生二重、三重或更多重抗藥。試想，如此高的抗藥率，又怎麼可能更好地殺滅幽門螺桿菌？除了這三種藥物，剩下的可供選擇的藥物也不多了，因為抗生素的濫用，阿莫西林、四環素、富來頓這些可以治療幽門螺桿菌的藥物作用也都將岌岌可危。

　　「真想不到細菌抗藥竟然這麼可怕，以後我一定不敢亂吃抗生素了。」十萬君用手摀著胸口，顯得心有餘悸。我點點頭，遺憾的是，很多人並沒有意識到濫用抗生素帶來的嚴重後果。一方面，濫用抗生素導致幽門螺桿菌的抗藥性越來越強，另一方

面，細菌的致病能力也隨之增加。

　　研究發現，在幽門螺桿菌致病中產生重要作用的主要是兩種毒素：液泡毒素（vacuolating cytotoxin A, VacA）和細胞毒素相關基因（cytotoxin-associated gene A, CagA），它們與疾病的嚴重程度密切相關，對根除治療也有一定影響。一項荷蘭的研究發現，感染 CagA+/VacAs1 菌株的消化性潰瘍患者幽門螺桿菌根除率明顯增高，而 CagA 陰性菌株患者幽門螺桿菌的根除率則是降低的，原因可能為此類菌株的複製速度低於 CagA 陽性菌株，從而導致其對抗菌藥物的敏感性降低。

　　「太強悍了，難怪很多患者會說幽門螺桿菌怎麼殺都殺不死。」十萬君感慨道。雖然細菌是否抗藥和強大的致病能力決定了我們是否能夠殺死它，但是對付變色龍，細節同樣決定成敗，當治療失敗的患者再次找到我們的時候，我們往往不會立刻更改藥物，而是會詳細詢問病史、個人用藥史，總能從中找到一些蛛絲馬跡。

　　比如患者根本沒有諮詢過專業的消化內科醫生，他們跑到藥局直接購買藥物，一些非專業人士的建議很可能不夠全面，我們知道每個患者都是獨一無二的個體，那麼口服藥物治療幽門螺桿菌也一定不是一模一樣的。該吃什麼藥，怎麼吃，吃多久，這些都是決定幽門螺桿菌是否能夠被殺滅的重要因素。舉個例子，我半年前曾經遇到一名老年患者，跑到藥局去買抗

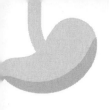

幽門螺桿菌的藥物，藥局銷售人員直接為其推薦了頭孢克肟（Cefixime），事實上，這種比較高級的頭孢類抗生素，對幽門螺桿菌是完全無效的。

　　比如患者的依從性（adherence）很差，有些患者的確諮詢了專業的消化內科醫生，他們拿到治療幽門螺桿菌的藥物，但是並沒有遵醫囑按時口服，而是斷斷續續服用，有的患者害怕藥物劑量太大，私自將藥物劑量減少，我曾經碰到過一名患者，明明醫生替他制定的療程是 10 天，他卻只吃了 5 天，試想，用藥都沒有達到療程，怎麼可能會收到好的效果？

　　比如患者沒有注意到服藥期間應該避免的一些不良生活習慣，有的患者愛抽菸、喝酒，醫生在開具藥物的時候即使已經反覆告知要避免，但有的患者根本不聽。肯定地說，抽菸會影響幽門螺桿菌的治療效果，國外有研究顯示，吸菸的十二指腸潰瘍患者的幽門螺桿菌根除率明顯低於不吸菸者，至於喝酒，就更不用說了。我們都知道，酒後服藥，特別是抗生素，很有可能會發生類二硫龍反應（disulfiram-like reaction），這是極度危險的服藥方式，就算僥倖沒發生，但是酒精會刺激胃酸分泌，而治療幽門螺桿菌其中重要的一點就是要抑制胃酸分泌。

對付幽門螺桿菌必須合併用藥

正因幽門螺桿菌的頑強和細菌抗藥性的增加，使得抗幽門螺桿菌方案必須要合併用藥（combination therapy），面對強大的敵人，單槍匹馬的英雄主義並不可行，所以當患者問我們：「醫生，可否只吃一種藥來控制幽門螺桿菌？」我們的回答肯定斬釘截鐵：「絕對不行！」要知道，單獨用藥不但殺不了幽門螺桿菌，還會進一步增加抗藥率。我們要做的，就是在幽門螺桿菌發生基因突變之前，將其扼殺在搖籃之中，所以此時必須要合併用藥。

說到合併用藥，我就要考考我的學生十萬君了：「怎樣合併？」

十萬君說到了目前臺灣流行的三合一和四合一療法。

我點點頭，為了更好地理解，我們可以引入三國的理念。幽門螺桿菌相當於強大的魏國，我們都知道無論是蜀國還是吳國，實力都不足以和魏國相抗衡，但是一旦蜀吳結盟呢？局面就變得完全不一樣了，所以才有了歷史上著名的連蜀抗魏。治療幽門螺桿菌同樣需要強大的組合，先說三合一療法，一般是 1 種 PPI（氫離子幫浦抑制劑）＋ 2 種抗生素，療程 7 ～ 14 天。

不幸的是，隨著幽門螺桿菌抗藥率的上升，標準的三合一療法的根除率已低於或遠低於80%，療程從 7 天延長至 10 天

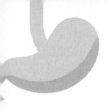

或 14 天，根除率也僅能提高約 5%。

　　幸運的是，鉍劑四合一療法治療幽門螺桿菌的優勢依然顯著，目前四合一療法是 1 種 PPI ＋ 1 種鉍劑＋ 2 種抗生素，多項研究都證明它是安全有效的，相對於三合一療法，療效更為突出。研究發現，即便在克拉黴素、左氧氟沙星和甲硝唑高抗藥率的情況下，加入鉍劑仍能提高幽門螺桿菌根除率。

　　說到這裡，十萬君提出了新的疑問，既然四合一療法是目前治療幽門螺桿菌感染的最佳選擇，那麼，如果連四合一療法都治療失敗了，又該怎麼辦？

　　的確，臨床上我們經常能碰到一些患者，他們的服藥方式、服藥療程都沒問題，但是因為細菌的抗藥性，使得抗生素無法發揮療效最終導致治療失敗，碰到這樣的患者，我們往往會更換抗生素，同時繼續給予 PPI 和鉍劑，再使用一個療程，這就是補救治療。如果殺菌成功那麼萬事大吉，如果再次治療還是失敗，這時候，醫生和患者都必須認真分析，總結經驗。

　　首先兩次治療都失敗了，那麼接下來治療失敗的可能性同樣很大，伴隨藥物使用週期的延長，可能會出現不良的毒副作用，比如鉍劑，1 ～ 2 週雖然都是安全的，即便服用後大便會變為黑色，也不必過於擔心。但是如果連續使用時間持續 3 週以上，患者就可能出現各種異常表現，因為鉍屬於重金屬，長期服用可能造成鉍在體內累積，引起鉍中毒（bismuth poisoning），如果鉍大量沉積於腦部和腎臟，就會引起尿毒症（uremia）、記憶力變差、精神錯亂、頭痛等症狀。另外，抗生素的長期使用，會引起腸道菌群失調，加重幽門螺桿菌的抗藥性，出現雪上加霜的現象。

其次，經歷連續的失敗，我們還要考慮有無必要再殺下去，比如只是患者主動要求根除幽門螺桿菌，並無其他器質性疾病，遇到類似情況，我的建議是完全沒必要再進行更多療程的殺菌治療，休息半年到一年，重新複查胃鏡和幽門螺桿菌後再求助醫生。如果碰到胃黏膜相關淋巴瘤、消化性潰瘍、有胃癌危險的胃炎（嚴重全胃炎、胃體為主胃炎或嚴重萎縮性胃炎等），因為幽門螺桿菌和它們密切相關，如果不殺滅幽門螺桿菌，這些疾病有可能惡化，所以我的觀點是：利大於弊，權衡之後可以繼續殺。

當然，我們也不能一條道走到黑，在選擇新的抗菌藥物前，我們可以考慮進行藥敏試驗，以選擇敏感抗菌藥物，但是因為條件要求高，所以目前只有一些科學研究機構才能開展。相信在不久的將來會有準確率高、價格公道、試驗過程簡單易行的商品化試劑盒問世，我們完全可以在患者初次治療前就進行藥敏試驗，以此來選用敏感的抗菌藥物，這樣不但能提高初次治療的療效，還能減少抗菌藥物的濫用和抗藥菌株的蔓延！

第六章　胃鏡發現早期癌症
是真還是假？

十萬君一直想讓我帶他到胃鏡中心看看，說實話，胃鏡長什麼樣，他還真的不知道，之前聽我講了那麼多病例，對於病例中屢屢大展神威的胃鏡，他充滿好奇。

試想，一根檢查鏡能一路從口腔看到十二指腸，這該是一件多麼神奇的事情。

這一天，剛好出夜班，早早就把病房的事情處理好了，我徑直拍了拍十萬君的肩膀：「你不是一直想去胃鏡中心看看嗎，走，現在去。」

「太好了！」十萬君一臉的興奮，我們離開住院部，一路走到門診樓。

消化科醫生的鷹眼：胃鏡

胃鏡中心就設在門診二樓，從週一到週六，每天都要完成很多例胃鏡檢查。我首先帶著十萬君來到儲鏡室，透過櫥窗看到儲物櫃裡懸掛的一根根胃鏡，十萬君不由得發出了驚呼，因

為現實中的胃鏡與他想像的完全不同。他曾以為胃鏡類似於胃管，但是見到後才知道，胃鏡可比胃管要精緻多了。

我笑著說：「胃管哪裡能和胃鏡相比，胃鏡最狂的地方在於它的高科技含量，它擁有無與倫比的成像系統，我們消化科的醫生經常把胃鏡比作醫療鷹眼，對於病變的判斷準確又犀利。」

不過，最開始的胃鏡可不是這樣的，提起胃鏡，我們必須要說的就是吞劍。吞劍，想必大家並不陌生，十萬君說他小時候就看過江湖上賣藝的雜技師練過這樣的絕活。其實吞劍的歷史十分悠久，最久可追溯至四千年前的印度，嚴格來說，吞劍是一項危險的特技表演，也是一種行為藝術，表演者會把劍插入口中，劍尖經過食道到達胃部，表演期間他們必須要忍受強烈的嘔吐反應，因為這項絕活極具危險性，曾經有多起因表演吞劍而導致死亡或受傷的案例，所以現在全球的吞劍表演者其實並不多，佔計沒超過一百人。

我為什麼一定要說吞劍，其實很多人都不知道胃鏡的發展過程。西元 1868 年德國人庫斯莫（Kussmaul）正是從吞劍師那裡得到啟發，發明了庫斯莫管。它其實就是一根長金屬管，末端裝有鏡子，但因為這種胃鏡容易戳破患者的食道，所以不久就被廢棄了。1895 年，德國的羅森海姆（Rosenheim）研製出了硬式胃窺鏡，它由 3 根管子呈同心圓狀設置，中心管為光學結構，第二層管腔內裝上燈泡和水冷結構，外層壁上刻有刻

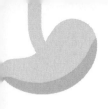

度反映進鏡深度。1911 年，艾爾斯納（Elsner）對「Rosenheim 式」胃窺鏡作了改進，在前端加上橡皮頭做引導之用，被稱為「Elsner 式」胃鏡；1932 年，德國人沃夫（Wolf）和辛德勒（Schindler）合作研製出第一個半屈折式胃鏡，定名為「Wolf-Schinder 式」胃鏡，該胃鏡直徑為 12 毫米，長為 77 公分，光學系統由 48 個透鏡組成，前端具有伸展性，可在胃內彎曲 30°到 40°，使醫生能清楚地觀察胃黏膜圖像。美中不足的是，雖然幾經改造，但這種胃鏡的觀察範圍很小，活檢裝置也不靈活，無法充分滿足臨床醫生的需求。

　　早期胃鏡主要由德國製造，「二戰」後則轉到了日本，代表人物是東京大學附屬醫院的外科醫生宇治達郎，1950 年，宇治達郎成功發明軟式胃鏡的雛形 —— 胃內照相機。1953 年，英國倫敦皇家科學技術學院工作的納林德・卡帕尼（Narinder Kapany）發明了光導纖維技術，1956 年，美國人霍爾斯科維茲（Hirschowitz）及助手成功研製了光導纖維內視鏡，這一發明使胃鏡進入纖維光學內視鏡階段，這種胃鏡鏡身更加柔軟，顯示更為清晰，之後人們開始將攝影機應用於胃鏡。1983 年美國 Welch Allyn 公司研製成功了世界上第一臺電子胃鏡，該鏡前端裝有高敏感度微型攝影機，將所記錄下的圖像以電訊號方式傳至電視資訊處理系統，然後把訊號轉變成為螢幕上可看到的圖像，而目前全世界廣泛使用的正是多次創新後的電子胃

鏡！雖然時光的長河早已將記憶淹沒在洪流之中，但是站在儲鏡櫃前，當談起胃鏡的歷史時，還是讓人有一種時空穿梭的真實感，而發明胃鏡的庫斯莫，也絕對不可能想到，百年之後胃鏡竟能變得如此精緻。

　　迄今為止，不光誕生了胃鏡，還誕生了螺旋 CT、雙源 CT、甚至是 PET-CT（正電子發射斷層掃描）、磁振造影、高畫質超音波機，可以說醫療設備越來越先進、高級。但是我必須要說的是，無論哪一種檢查，都無法替代胃鏡，特別是在上消化道早期癌症的發現率方面。如果說 CT、磁振造影、超音波機這些可以明確癌症分期的話，那麼，它們對早期癌症卻是無可奈何的，而目前，胃鏡檢查結合黏膜活檢是診斷上消化道早期癌症最可靠的手段。所以當十萬君問我胃鏡發現早期癌症是真還是假的時候，我明確告訴他，這毋庸置疑。相反，很多人缺乏對胃鏡的了解，在體檢的時候，他們更願意選擇 CT、磁振造影或是超音波，即便很多人出現了消化道不適症狀，也沒有考慮去做胃鏡，這些人的觀點還停留在做胃鏡不舒服、做胃鏡創傷大、胃鏡不如 CT 準確的認知層面，這是很令人痛心的。我在進行科普教育的時候，總是強調 CT 不可能發現微小的早期癌症病變，有些人動輒到醫院做全身 CT 的檢查，試圖發現癌細胞的蛛絲馬跡，其實這樣的檢查不但無濟於事，還有可能因為接受大量放射性輻射而致癌。胃鏡則恰恰相反，首先胃鏡並不存在

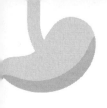

放射性輻射，其次，現有的電子胃鏡，因為蘊含很多高科技，使得非常微小的早期黏膜病變無法逃出它的火眼金睛。

發現消化道早期癌症的利器

胃鏡對消化道早期癌症的貢獻主要集中在食道和胃，醫學界將早期食道癌定義為病變不超過黏膜下層（包括黏膜層和黏膜下層）者，且不伴淋巴結轉移，而早期胃癌則是指病灶局限且深度不超過黏膜下層的胃癌，不論有無局部淋巴結轉移。醫學上不管是食道早期癌症還是胃早期癌症，我們都知道早期多無症狀，所以要想在患者沒有任何不適的前提下發現它，該是何等困難的一件事！

說到這，新的問題來了，消化科醫生透過一根胃鏡就能發現早期癌症，他們究竟是怎樣做到的？

1 醫生嚴謹的態度。無論誰來操作胃鏡，如果沒有嚴謹的態度，囫圇吞棗，檢查求快而不求品質，檢查不夠認真仔細，這些都可能會遺漏掉微小的早期癌症病變。

2 嫻熟的控鏡水準。如果一個操作者連最基本的控鏡能力都沒有，野蠻操作，給患者帶來傷害，不但可能損傷正常的黏膜，也可能損傷異常的黏膜，想想看，如果一塊黏膜被損傷了，它的表面被鮮血和劃痕覆蓋，你說你還能準確判斷是不是異常的病變嗎？

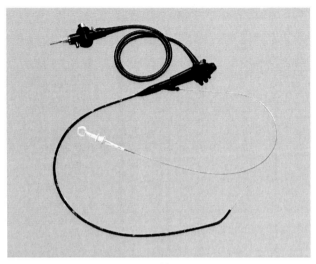

胃鏡

3　內視鏡色素染色技術。1966 年日本學者山川（Yamakawa）首
　　先臨床應用了內視鏡色素染色技術，它的原理是應用染料對胃腸
　　道黏膜進行染色，使黏膜結構更加清晰，使病變與周圍正常黏膜
　　對比增強，從而提高病變的偵測率（detection rate），目前常
　　用的色素劑有靛胭脂（indigo carmine）、亞甲藍（methylene
　　blue）、碘液、剛果紅（Congo red）等。

4　放大內視鏡技術。是在普通內視鏡的前端配置了一個焦距可調的
　　放大系統，可將圖像放大至 150 倍左右，有利於觀察組織表面血
　　管和表層結構，從而有利於發現早期癌症。

5　窄頻影像技術（narrow band imaging, NBI）。2001 年日本學者
　　佐野（Sano）等首次公開將 NBI 用於消化系統疾病的診斷，原理
　　是將傳統的寬光譜光透過濾鏡轉換成窄光譜光，從而讓黏膜微細

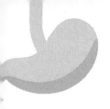

血管顯示更為清楚，我們都知道傳統的電子內視鏡使用的「白光」寬頻光譜其實是由紅、綠、藍三種光組成的，NBI 系統中的過濾器能將這三種光的寬頻光波進行過濾，僅留下 415 奈米、540 奈米和 600 奈米波長的窄頻光波，由於黏膜內血液對窄頻光波吸收較強，因此能夠增加黏膜上皮和黏膜下血管模式的對比度和清晰度，從而更好地顯示病灶的血管結構。NBI 屬於電子染色，和色素內視鏡不同的是，它無需染料，更為安全可靠，與放大內視鏡結合，能夠提高更微小病變的偵測率。

6 超音波胃鏡技術（endoscopic ultrasonography, EUS）。是將內視鏡和超音波完美結合的一種檢查方式，透過內視鏡將超音波探頭引入人體內進行超音波掃描，由於超音波探頭離病變部位近、無腹壁衰減和消化道氣體的影響，可採用較高頻率的超音波，從而獲得較清晰的圖像。對於食道癌和胃癌患者，超音波內視鏡的優勢是有助於判斷腫瘤的侵犯深度、範圍，有無周圍淋巴結轉移及有無周圍組織器官的侵犯，所以它有助於區分早期和中晚期腫瘤。

現在，我們都知道胃鏡的確能夠發現早期食道癌和早期胃癌，但是十萬君有了新的疑問：「老師，發現了早期食道癌和早期胃癌後，也可以透過胃鏡進行治療嗎？」對於食道癌和胃癌來說，它的分期大致都可以分為兩期：早期和中晚期。因為中晚期癌細胞的浸潤程度已經超過了黏膜下層，所以這個時候要想根治，只能借助外科手術，也有一部分患者發現的時候癌細胞已經廣泛轉移，連外科手術的機會都沒有了，可見早發現早治

療的重要性。事實上，只要癌症及時發現，它完全可以透過胃鏡進行微創治療。

伴隨內視鏡技術的飛速發展，目前國內外針對早期食道癌和早期胃癌病變可以採取內視鏡下黏膜切除術（endoscopic mucosal resection, EMR）或內視鏡黏膜下剝離術（endoscopic submucosal dissection, ESD）的方式進行治療，簡單點說就是借助胃鏡和特殊的器械，切除或剝離病變部位。

EMR 最初於 1973 年被提出，主要作為大塊病變組織的診斷方法。1974 年，專家應用這種方法切除了胃內息肉樣病變，1984 年後日本專家將 EMR 術應用於早期胃癌的內視鏡治療，對病灶的黏膜組織進行完整切除，進行病理學檢查，可判斷腫瘤的浸潤深度、病變切緣是否乾淨。隨著技術的發展，1994 年日本專家研製出新型電刀（IT 刀），為一種尖端帶有陶瓷絕緣頭的電刀，來進行 EMR 術，可一次性完整切除較大的胃黏膜病灶，同年，日本國立癌症中心醫院最先使用 IT 刀進行早期胃癌的完全切除，2003 年將其正式命名為 ESD 術，因為 ESD 是在 EMR 基礎上發展起來的技術，所以兩者具有異曲同工之妙。

只是 EMR 更適合直徑小於 2 公分的病變，對於直徑大於 2 公分的病變，因為無法有效地一次完全切除，分次切除又存在切除不完整的可能，所以這個時候就可以考慮選擇 ESD。與

EMR 不同，ESD 的優勢是借助各種切割器（如 IT 刀、Hook 刀等）沿標記部位環形切割黏膜，使黏膜層與黏膜下層分離，能夠一次性完全切除直徑大於 2 公分，甚至達到近 10 公分的病變。

第七章　為什麼一定要做胃鏡？

「真是太讓人氣憤了！」十萬君非常不悅地走進了醫生辦公室。

他手裡拿著一張胃鏡知情同意書，看他的樣子，我知道一定是碰壁了。

「老師，12 床患者不願意做胃鏡，不然，您去和他說說吧！」

十萬君所說的 12 床，是一個叫曉雯的女患者，曉雯因為上消化道出血入院，經過我們的積極治療，出血已經停止，今早查房的時候，我特地對曉雯說，為了明確出血病因，需要安排胃鏡檢查。曉雯呢，當時點頭答應了。回到醫生辦公室後，我讓十萬君印出一張知情同意書，準備讓曉雯在上面簽個名。但是十萬君再去的時候，曉雯的丈夫出現了，一聽要做胃鏡，立刻拒絕了。

「你們的胃鏡一點都不乾淨，一根胃鏡，給無數人做，想想看，髒都髒死了，另外，做胃鏡風險太大，我一個朋友的爸爸就是做胃鏡，結果十二指腸穿孔，還做了手術呢！」

十萬君想據理力爭，但一時又找不到詞彙，只能灰溜溜地

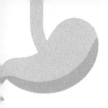

回來了。

聽著他的訴說，我忍不住笑了，別忘了，對付謠言的最佳方式就是用科學來回擊！

胃鏡真的不乾淨嗎？

其實很多人都有這樣的質疑，網路上，更是有關於胃鏡不衛生的種種謠言，大眾的普遍觀點是，檢查完畢後，胃鏡只是放在水裡洗一洗，然後擦乾了就會給下一個患者做。

事實是，檢查完畢後，胃鏡必須要進行嚴格消毒。醫學上消毒是指利用物理或化學手法抑制病原體繁殖的方式，我們都知道，胃鏡檢查從口腔開始，依次通過食道、胃，最終到達十二指腸降部，整個檢查過程會持續 10 ～ 30 分鐘，檢查完畢後，唾液、消化液等都有可能黏附在胃鏡上，由於被檢者的某些疾病所致，這些體液中可能含有各種病原菌，所以檢查結束後的消毒自然就顯得尤為重要。目前，內視鏡消毒有著嚴格的標準，按法律規定，施行高層次消毒（high-level disinfection, HLD）。針對肝炎等特殊感染者，使用專用的內視鏡和專門的清洗消毒設備，使用後嚴格按規範要求進行消毒，以確保患者的檢查安全。

經過嚴格的消毒後，胃鏡上的病原菌都會被殺滅，所以不

會存在感染他人的情況。另外，很多人也會擔心，胃鏡檢查會不會傳播病毒性肝炎和愛滋病呢？其實這樣的擔心大可不必，醫院在為患者進行檢查前，往往會完善病毒性肝炎和愛滋病的檢查，碰到肝炎和愛滋病的患者，如果確實需要做胃鏡，也會使用專用胃鏡。而且到目前為止，國際上尚沒有因為接受胃鏡檢查而感染病毒性肝炎或愛滋病等傳染性疾病的報導。

做胃鏡風險真的很大嗎？

很多人不敢做胃鏡，原因就是他們對胃鏡感到恐懼，覺得做胃鏡風險很大。胃鏡屬於侵入性檢查，因為它要深入到人體的消化道，所以風險是存在的，但我的觀點是，這個世界不存在絕對完美的醫學，抗生素能夠治療細菌感染，可也會導致抗藥菌的產生，化療能夠殺死惡性腫瘤細胞，可也會殺死正常細胞，所以醫學是一把雙刃劍。胃鏡檢查同樣如此，它的最大優勢就是發現上消化道的器質性病變，甚至是非常微小的病變，但是它也有可能導致消化道的黏膜損傷、出血甚至穿孔。不過，這些風險的發生率是很低的，眾所周知，日本是世界上胃鏡普及度很高的國家，日本內視鏡學會併發症對策委員會曾做過全國統計，發現胃鏡檢查併發症的發生率僅為 0.012％，所以我們不能因為機率很低的併發症風險就完全放棄這個檢查，

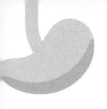

就像患者曉雯，如果不做胃鏡檢查，醫生就無法更好地鑑別疾病，明確診斷。

說到這，很多人會問，「醫生，難道一定要做胃鏡嗎？應該還有其他的檢查方式吧？」

我讓十萬君回答，他沉思了一會兒，說出了腹部 CT 和消化道鋇餐（硫酸鋇乳液）。這些檢查對於鑑別疾病的確有所幫助，但它們卻存在很多局限性，特別是碰到實體腫塊，因為無法在直視下活檢，所以也不能明確腫塊的病理類型，對於直徑小於 1 公分或是更微小的病變，它們更無法有效檢測到，但胃鏡卻可以做到這一切。實際上，現在的胃鏡技術已經非常成熟，它不單能夠用於診斷，還能用於治療，像消化道出血、胃息肉、早期食道癌或早期胃癌等疾病，都可以透過胃鏡下的微創方式解決，避免了外科手術的創傷和痛苦。

為什麼一定要做胃鏡？

醫生在安排胃鏡檢查前，都要做嚴格的風險評估，目前消化界的共識是，當患者出現某些不適症狀，醫生檢查後懷疑上消化道有某種病變，或已確認上消化道病變的存在，為了治療或複查，這些都是胃鏡檢查的適應症（indication）。事實上，現在胃鏡的普及率越來越高，很多人並無特殊不適，他們以定

期體檢為目的而選擇胃鏡檢查，這其中重要的原因就是胃鏡是發現上消化道早期癌症的重要檢查設備。

我之前反覆說過，早期癌症往往沒有不適症狀，CT 等看似高級的檢查其實根本無法發現它，但是胃鏡卻可以辦到，這就是為什麼高危族群一定要做胃鏡的原因。再來看看日本，在日本，胃癌的發生率同樣很高，占癌症發生率的第一位，但是近幾年，日本胃癌的死亡率卻一直持續降低，其中重要的原因就是胃鏡檢查的廣泛普及。

如果認真看完日本政府和醫療機構的努力，我們就能更好地揭開真相。日本人口大約 1.2 億，每年內視鏡檢查率達 12.5%，每年共約完成 1,500 萬例內視鏡檢查，日本人 40 歲以後都會至少接受一次胃鏡檢查，此後還會定期複查胃鏡。政府把胃鏡體檢項目納入相關的法規保障之中，作為一項社會福利免費向市民提供服務，並督促其實施。日本內視鏡設備已經普及，83% 的內視鏡設備配置在病床數小於 20 張的診療所，日本中小規模的醫療機構完成了超過半數的消化內視鏡診療例數，特別是病床數小於 20 張的診療所完成了 36% 的內視鏡例數。內視鏡檢查以上消化道檢查為主，50% 的消化內視鏡檢查為上消化道內視鏡檢查，50% 的早期胃癌患者接受內視鏡黏膜下剝離術或內視鏡下黏膜切除術治療。正因日本的不懈努力，使得他們早期胃癌的偵測率高達 80%。

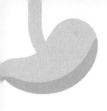

胃鏡檢查前需要哪些準備工作？

　　胃鏡檢查前需要進行傳染病的篩查，比如 B 肝表面抗原、C型肝炎病毒抗體、愛滋病抗體、梅毒反應的血清檢查等，事實上，現在沒有統一的標準，目前很多醫院可能會針對性地選擇其中一種或兩種進行篩查，其中篩查最多的是 B 肝表面抗原。另外，為了更安全地檢查，也為了掌握全身情況，有時還需要驗血、驗尿、查心電圖等。胃鏡常見的風險評估包括目前的身體狀況，有無藥物過敏史（特別是局部麻醉或全身麻醉藥物過敏史），有無胃鏡檢查的危險性疾病，如高血壓、重症心臟病、腦血管病等，有無頸部及脊柱的高度變形而阻礙內視鏡插入，有無妊娠等。如果經過風險評估，醫生認為患者可以接受胃鏡檢查，那麼患者在檢查前日的晚飯要在晚上 9 點之前完成，此後禁止攝取一切食物，因為適當的水分（牛奶、果汁等會妨礙檢查的液體除外）攝取能防止脫水，所以限制食物的同時，最好不要限制水。很多患者往往有高血壓、冠心病、第二型糖尿病等慢性病，可能每天都得服藥，如果需要胃鏡檢查，常規服用的藥物不一定非得停止，但是預定活檢時，抗凝血藥、抗血小板藥等就需要提前停用，因為活檢會導致出血，而這些抗凝藥物有可能導致出血不止。一般華法林（Coumadin）需暫時停用 3 ～ 4 日，阿斯匹靈和氯吡格雷（Clopidogrel）則需停用 2 日。

胃鏡檢查真的痛苦嗎？

很多人認為胃鏡檢查非常痛苦，對檢查形成本能的恐懼和抗拒反應，那麼胃鏡檢查究竟是一種怎樣的感覺？其實，很多消化科醫生都知道這種感覺，為了能體會到患者的痛苦和不適，他們往往以身試鏡，並且在無任何麻醉的情況下接受胃鏡檢查。

只有以身試鏡，醫生才能更好地學會換位思考，才能更好地理解患者、關心患者。當然，我也曾接受過普通胃鏡檢查，我的感受是，胃鏡的確會有一定的不適，但這種不適並非劇烈的疼痛，主要還是噁心嘔吐帶來的不適。如果內視鏡醫生的技術嫻熟、動作輕柔，特別是溝通到位，使患者不那麼緊張，不適感也會隨之減輕很多。相反，如果內視鏡醫生技術一般、動作粗魯、態度惡劣，那麼不但會讓患者更加緊張，而且很可能造成穿孔、出血等嚴重的併發症。總體而言，胃鏡檢查會帶來一定不適，但是完全可以忍受。

有無痛胃鏡嗎？

醫學上為了減輕患者痛苦，醫生其實想出了很多辦法來減輕檢查帶來的不適感。

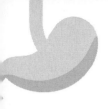

1　比如胃鏡檢查前 5～10 分鐘可以適當給予解痙藥物，解痙藥物能夠抑制胃和食道的蠕動以及胃液唾液的分泌，也能夠適當緩解患者的緊張感，一般解痙藥物需要肌注，但對 70 歲以上的高齡患者及患有青光眼、前列腺增生、心肌病、心律不整的患者則最好不用。

2　胃鏡檢查的不適感往往是通過咽喉進入食道後，主要症狀是噁心嘔吐，如果胃鏡檢查前，能夠給予咽部適當的局部麻醉，那麼不適感也會減少，目前醫學上應用比較多的咽部麻醉劑是 2% 的鹽酸利度卡因（lidocaine hydrochloride）膠漿，胃鏡檢查前用 4 毫升在咽喉深部含服 1～2 分鐘，然後吐出，也可以使用 8% 的鹽酸利度卡因噴霧劑在口腔內噴灑，在咽喉部含服 30 秒後吐出，給予局部麻醉後，患者咽喉部的敏感性會下降，那麼檢查時的不適感自然也會減輕很多。

3　為了徹底減少患者的不適感、恐懼感，目前國內很多醫院都開展了一種新型的胃鏡檢查，叫無痛胃鏡，所謂的無痛胃鏡，其實就是在靜脈全身麻醉的情況下進行胃鏡檢查。

　　所以歸根結柢，它還是使用麻醉藥。目前主要用於無痛胃鏡的麻藥是丙泊酚（Propofol），它是一種白色等滲靜脈注射液，是目前用於麻醉誘導、麻醉維持、ICU 重症患者鎮靜的一種新型快速、短效靜脈麻醉藥。它具有麻醉誘導起效快、甦醒迅速且功能恢復完善、術後噁心嘔吐發生率低等優點，正因如此，它在胃鏡無痛領域的應用越來越廣泛。

　　我說過，醫學是一把雙刃劍，丙泊酚用於無痛胃鏡的優勢

突出，但是這種麻藥同樣會導致循環、呼吸的抑制甚至是嚴重的過敏反應，麻醉後也容易引起逆流誤吸。所以，並不是人人都能享受無痛胃鏡，對於年齡超過 70 歲、有心腦血管基礎疾病、有肺部疾病現在處於急性發作期、有精神疾病病史或顱腦外傷史、有多種藥物過敏史的族群，這些都可能是使用丙泊酚的相對或絕對禁忌症（contraindication），在選擇的時候，既要醫生全面評估，患者及家屬也應該知曉可能存在的嚴重風險，積極接納醫生的建議。

究竟哪些患者應該接受胃鏡檢查？

1　有消化道症狀，如胃酸逆流、胃灼熱、打飽嗝、呃逆、吞嚥困難、上腹痛、腹脹、厭食、消化不良、消瘦等診斷不明確的患者，應該及時接受胃鏡檢查。

2　原因不明的上消化道出血或持續糞便潛血陽性的患者，應該及時接受胃鏡檢查。

3　原因不明的缺鐵性貧血，應該及時接受胃鏡檢查。

4　有食道癌或胃癌家族史、幽門螺桿菌陽性者，應該定期接受胃鏡檢查。

5　抽菸酗酒、有不良飲食習慣、年齡超過 40 歲，應該定期接受胃鏡檢查。

6　已經明確有胃食道逆流、巴瑞特氏食道（Barrett's esophagus）、

食道癌根治術後等食道疾病的患者，已經明確有胃息肉、胃或十二指腸球部潰瘍、慢性胃炎、胃癌根治術後等胃疾病的患者，應該定期接受胃鏡檢查，以便及時觀察癌前疾病，防止腫瘤復發。

7　長期口服非類固醇消炎藥或糖皮質素，也應該定期接受胃鏡檢查。

8　吞食了細長尖銳的異物，異物導致消化道損傷的可能性極大或異物難以排出時，均應及時到醫院就診，一般需及時進行胃鏡檢查。

第八章　你一定要了解的胃癌前疾病

一大早，十萬君手裡就拿著一張胃鏡檢查報告單，他走進醫生辦公室，看他眉頭緊皺的樣子，我知道他一定是碰到難題了。

「老師，25 床的胃鏡報告單，患者問我這會不會發展成胃癌，我想了半天，也不知道怎麼回答他。」十萬君所說的 25 床我當然知道，那是一名 60 歲的老年男性患者，我們都喊他老湯。

三天前，老湯因為腹脹到門診看病，醫生初步考慮他可能患了胃癌，建議他住院治療。

現在結果出來了，老湯心裡的石頭卻依然沒有落地，因為胃鏡報告單上寫著：萎縮性胃炎。

老湯最大的困惑是，它究竟會不會發展成胃癌？

我對十萬君說，要想解開老湯的困惑，我們首先得了解什麼是胃癌前變化，醫學上，胃癌前變化包括兩大類，分別是癌前疾病和癌前病變。

癌前疾病是指與胃癌相關的胃良性疾病，有發展成胃癌的危險性，主要包括慢性萎縮性胃炎、胃潰瘍、胃息肉、殘

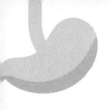

胃（gastric remnant）炎等，至於癌前病變則是指一系列
病理變化，與胃癌發生有關，主要包括胃黏膜上皮異型增生
（dysplasia）和腸上皮化生（intestinal metaplasia, IM）。事
實上，癌前疾病和癌前病變並非是孤立存在的，它們更像是連
體嬰，相互作用，密不可分。

慢性萎縮性胃炎屬於癌前疾病？

慢性胃炎是臨床上很常見的一種胃內疾病，我們經常碰到
很多慢性胃炎的患者來諮詢，但是大多數胃鏡報告單都顯示為
慢性淺表性胃炎（chronic superficial gastritis, CSG）。慢性
胃炎主要包括兩大類：慢性非萎縮性胃炎和慢性萎縮性胃炎，
其中慢性非萎縮性胃炎也稱慢性淺表性胃炎，它是指胃黏膜淺
層出現的以淋巴細胞和漿細胞為主的慢性發炎細胞浸潤。因為
它只局限在黏膜層的上 1/3，所以此時並不能興風作浪，但如
果發炎持續不癒，病變就有可能繼續發展，最終波及胃黏膜全
層。按照組織學變化，慢性淺表性胃炎到慢性萎縮性胃炎可分
為四個步驟：發炎→化生→萎縮→異型增生，按照疾病變化：
慢性淺表性胃炎→慢性萎縮性胃炎→胃癌。因為慢性萎縮性胃
炎時病變已經擴展至胃腺體深部，此時的腺體往往被破壞，數
量減少，固有層纖維化，黏膜變薄，往往存在腸上皮化生甚至

是異型增生，所以以胃角（angular incisure）為中心，波及胃竇及胃體的多灶萎縮轉換成胃癌的可能性就很大。研究發現，萎縮性胃炎的每年癌變率為 0.5%～ 1%，因此這種癌前疾病我們不能忽視。

說到這，十萬君有了新的疑問：「老師，導致萎縮性胃炎的病因究竟有哪些？」

我沉思了一會兒，然後告訴他其實慢性萎縮性胃炎又分為A、B 兩型，A 型是胃體瀰漫性萎縮（diffuse atrophy），與自身免疫有關，在北歐發生率較高；B 型則是胃竇萎縮，目前認為，它的發病與幽門螺桿菌感染、膽汁逆流和胃黏膜營養因子缺乏有關。

自身免疫機制，胃體腺壁細胞除了分泌鹽酸外，還能分泌一種黏蛋白，稱為內在因子。它能與食物中的維他命 B_{12} 結合形成複合物，使之不被酶消化，到達迴腸後，維他命 B_{12} 得以吸收，A 型萎縮性胃炎血清中存在壁細胞抗體和內在因子抗體，自身免疫性的發炎反應導致壁細胞總數減少、胃酸分泌降低，不但會導致慢性萎縮性胃炎，還會導致維他命 B_{12} 吸收不良，誘發巨芽細胞貧血，也稱惡性貧血。

幽門螺桿菌是導致慢性胃炎、消化性潰瘍、胃癌的元凶，我在前文已經說過，幽門螺桿菌在胃中潛伏下來後，憑藉產生的氨及液泡毒素導致細胞損傷，促進上皮細胞釋放發炎介質

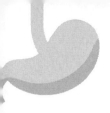
（inflammatory mediator），如果幽門螺桿菌攜帶液泡毒素（VacA）和細胞毒素相關基因（CagA），胃黏膜損傷將會更加嚴重，多種機制使發炎反應遷延或加重，致使腺體破壞，最終發展成萎縮性胃炎。

至於膽汁逆流和慢性萎縮性胃炎，我們都知道，食道有一個開關系統，叫下食道括約肌，它能夠防止胃內容物逆流進食道，同樣，胃內也有一個開關系統，即幽門括約肌，放鬆時允許胃內食糜通過進入十二指腸，如幽門括約肌關不緊，則十二指腸內的膽汁會逆流入胃，膽汁中含量大量的膽鹽，它會削弱胃黏膜的保護機制，導致慢性胃炎。

胃黏膜營養因子缺乏與慢性萎縮性胃炎的發作同樣密切相關，如果長期消化吸收不良、食物單一、營養缺乏都會導致胃黏膜修復再生功能降低，引起慢性發炎和腺體萎縮。

胃潰瘍也屬於癌前疾病？

胃潰瘍是指胃黏膜被自身消化形成的潰瘍，它與十二指腸球部潰瘍都稱為消化性潰瘍，不同的是胃潰瘍多見於中老年，十二指腸球部潰瘍則多見於青壯年，小於 1% 的胃潰瘍有可能惡性變化，十二指腸球部潰瘍則通常不會發生癌變。胃潰瘍癌變多因潰瘍邊緣的發炎、糜爛、再生及異形增生所致，正因胃潰

瘍有癌變的可能性，所以我們稱它為癌前疾病。

醫學上胃潰瘍的發作與幽門螺桿菌、藥物、遺傳、不良生活方式及精神因素均密切相關。幽門螺桿菌的致病機制不再多說，長期使用非類固醇消炎藥、糖皮質素、氯吡格雷、化療藥物、雙磷酸鹽（bisphosphonate）、雷帕黴素（Sirolimus）等藥物的患者可能發生胃潰瘍，其中非類固醇消炎藥是導致胃黏膜損傷最常見的藥物，有10%～25%的患者會發生潰瘍。

遺傳因素和胃潰瘍有相關性，胃潰瘍患者後代可能更易患胃潰瘍。

至於不良生活方式和胃潰瘍的關係是，我們都知道暴飲暴食、進食無規律、喜歡醃、燻、烤、辛辣刺激食物、進食蔬菜和水果較少均會誘發胃潰瘍，菸草中所含尼古丁會直接刺激胃黏膜，所以吸菸會破壞胃黏膜屏障，促進胃炎、胃潰瘍形成。

精神因素與胃潰瘍同樣密切相關，壓抑、憂愁、思念、孤獨、憂鬱、憎恨、厭惡、自卑、自責、罪惡感、人際關係緊張、精神崩潰、生悶氣等會使消化性潰瘍發生率明顯升高，精神因素會增加胃酸分泌，減弱胃及十二指腸黏膜抵抗力，從而導致潰瘍，另外，精神因素對潰瘍的癒合及復發也有一定影響。

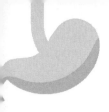

胃息肉屬於癌前疾病？

胃息肉是突出於胃黏膜的良性隆起性病變，根據病理形態常將胃息肉分成腺瘤性、錯構瘤性（hamartoma）、發炎性和增生性四類，臨床上絕大多數的胃息肉為增生性息肉，腺瘤性息肉相對少見，胃息肉好發於胃體、胃竇，絕大多數直徑小於2公分。

增生性息肉約占胃息肉的80%以上，癌變率低，腺瘤性息肉癌變的機率較高，特別是直徑大於2公分的息肉，正因胃腺瘤性息肉有癌變可能，所以我們稱其為癌前疾病。

胃息肉的病因尚不明確，有研究認為其與幽門螺桿菌感染及長期應用氫離子幫浦抑制劑有一定關係，幽門螺桿菌最易導致胃竇息肉的形成，因為它會促進發炎產生和胃黏膜反應性增生，至於長期應用氫離子幫浦抑制劑，則最易導致胃底息肉形成，這可能是因為氫離子幫浦抑制劑長期抑制胃酸分泌，導致腺體萎縮，最終引起了胃底黏膜的反應性增生。

殘胃炎屬於癌前疾病？

我們都知道治療胃癌和消化性潰瘍常用的外科方法就是次全胃切除術（subtotal gastrectomy），傳統的次全胃切除範圍

是胃的遠端的 2/3 ～ 3/4，包括胃體大部、整個胃竇部、幽門及十二指腸球部。

　　次全胃切除的手術方式很多，但基本可分為兩大類：畢羅氏第一式（Billroth I）和第二式（Billroth II）。畢羅氏第一式是在次全胃切除後，將胃的剩餘部分與十二指腸切端吻合；畢羅氏第二式是在次全胃切除後，將十二指腸殘端閉合，再將胃的剩餘部分與空腸上段吻合。畢羅氏第二式次全胃切除術後，幽門括約肌功能喪失，鹼性膽汁和十二指腸液逆流入殘胃會導致吻合口發炎，醫學上稱之為殘胃炎，又稱鹼性逆流性胃炎（alkaline reflux gastritis）。因為殘胃黏膜在鹼性膽汁作用下容易發生上皮增生，胃內低酸有利於細菌生長而加速膽汁分解，誘發致癌物生成，所以殘胃炎可能會導致胃癌，我們稱之為癌前疾病。

　　研究發現，畢羅氏第二式次全胃切除術後，癌變常在術後 10 ～ 15 年發生。

胃黏膜上皮異型增生屬於癌前病變？

　　胃黏膜上皮異型增生，又稱為不典型增生，是細胞在再生過程中過度增生和分化缺失，增生的上皮細胞擁擠、有分層現象，核增大失去極性，有絲分裂增多，腺體結構紊亂。臨床

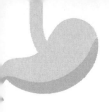

上異型增生分為輕度、中度、重度異型增生，輕度、中度異型增生被認為是不穩定現象，可能自然逆轉，也可能發展為癌，當到達重度異型增生階段，則逆轉可能性很小，進展為癌的機率高，需要進行積極的臨床預防性治療。胃黏膜上皮異型增生是國際公認的癌前病變，代表腫瘤性生長的起始階段，鑑於此，世界衛生組織國際癌症研究機構將其稱為上皮內瘤變（intraepithelial neoplasia）。

腸上皮化生屬於癌前病變？

腸上皮化生是以杯狀細胞（goblet cells）為特徵的腸腺替代了胃固有腺體，說通俗點就是，胃黏膜上皮細胞被腸型上皮細胞所代替，即胃黏膜中出現類似小腸或大腸黏膜的上皮細胞。關於腸上皮化生與胃癌的關係，目前的證據是，有癌的胃比有良性疾病的胃，其腸上皮化生發生率高而且廣泛；腸上皮化生與癌的發生部位非常相似，同樣在胃竇的小彎比大彎及胃底多見；胃癌高發區比胃癌低發區腸上皮化生多見；有直接組織學的證據說明癌可能發生在腸上皮化生部位，也有人證實從腸上皮化生移行細胞癌（transitional cell carcinoma, TCC）。醫學上根據腸化生的形態及分泌黏液種類不同，把腸化生分為完全性腸化生和不完全性腸化生，或小腸型化生和結

腸型化生，一般認為不完全性腸化生和結腸型化生與胃癌的關係更為密切，按照腸化生細胞占胃腺體和表面上皮總面積的比例，將腸化生分為輕、中、重三級，研究顯示，癌變的危險性與腸化生的程度和範圍呈正相關。因為腸上皮化生有導致癌變的可能，所以我們稱其為癌前病變。

第九章　胃癌前疾病怎樣的治療才正確

　　胃癌是一種惡性腫瘤，它最大的特點是，生長速度快，會發生全身轉移，所以它導致的死亡率非常高，慢性萎縮性胃炎雖然有轉換成胃癌的可能，但是它和胃癌還是有著本質的區別，因為它是癌前疾病，離胃癌還有一段距離。

　　工作中，我們經常能碰到老湯這樣的患者，幸運的是，他們罹患的只是癌前疾病，不幸的是，也許一年、兩年……伴隨時間的延長，癌前疾病可能就會轉變成癌。如果醫生告訴你，現在你的體內埋著一顆炸彈，即便它是良性的，你覺得你還能處之泰然嗎？當然不會，這就好比是一個好消息和一個壞消息，我們同時告訴患者，患者卻不知道該笑還是該哭，於是他們只能問醫生，我該怎麼辦？

癌前疾病和癌前病變，我們該怎麼辦？

　　對於已確診的胃癌，毋庸置疑，醫生的建議都是，只要有機會手術根治，就一定要手術！的確，除了手術以外，迄今為止還沒有說哪一種藥物能夠根治胃癌，即便是對腫瘤細胞有殺

傷作用的化療藥物，那也是傷敵一千自損八百，事實上它遠達不到根治的效果。但是對於可能會轉換成胃癌的癌前疾病和癌前病變，我們又該怎麼辦呢？

我將這個問題留給十萬君，老湯被確診患有慢性萎縮性胃炎，診斷明確了，接下來他該怎麼辦？是保守治療還是手術干預？十萬君支支吾吾，不知道該如何作答。

我對他說，其實醫學上針對癌前疾病和癌前病變的處理方法有很多種，但是大致可以分為兩類：一、密切追蹤；二、積極治療。

像老湯這樣的患者，因為他已經明確為癌前疾病，所以密切追蹤就顯得尤為重要，事實上所有的胃癌前疾病和癌前病變都要求必須追蹤。我曾經碰到一例萎縮性胃炎的患者，即便我反覆告知追蹤的重要性，期間多次打電話讓他來醫院複查，但患者依然不聞不問，5 年內沒有進行過一次追蹤，結果 5 年後病情突然加重，到醫院一檢查，發現已轉化成胃癌。

說到這，新的問題來了：密切追蹤，到底包括哪些方面？

1　要對患者的不適症狀進行定期追蹤，回家後到底是症狀減輕了，還是加重了？是否還出現了新的症狀？

2　要對患者服用的藥物進行定期追蹤，回家後有無堅持口服藥物，藥物的劑量、療程、服用方法是否正確？除了專業醫生開的藥物之外，患者是否還自備了其他藥物？

3　定期到醫院複診是追蹤的重中之重，針對胃癌前疾病和癌前病

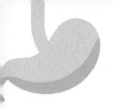

變，目前最重要的檢查方式就是胃鏡檢查，半年或一年一次的胃鏡＋活檢檢查可以有效判斷患者病情和治療效果。

4　追蹤中對患者生活方式的指導同樣重要，就拿飲食來說，生活中該怎麼吃就是一門大學問，無論醫生還是患者，都不能忽視生活中的細節。

　　針對這四個方面展開，胃癌前疾病和癌前病變的處理就顯得簡單多了。

　　我們都知道，胃癌前疾病主要包括慢性萎縮性胃炎、胃潰瘍、胃息肉、殘胃炎等，臨床工作中，我們常能發現一個共同點：這些患者幾乎都有不良的生活習慣，所以改變他們的不良生活習慣，對疾病的好轉甚至痊癒尤為重要。

　　首先，患者應該注意生活、工作和飲食的規律性。很多患者生活和工作壓力很大，我們都知道，長期的精神緊張會促進胃酸分泌，進而導致胃潰瘍等疾病。很多患者不注意保持飲食的規律，肆意改變用餐時間、用餐次數，長時間的改變，使得體內的生理時鐘被打亂，不但影響了消化道正常的消化和吸收，還因為各種惡習導致消化道不堪重負。

　　其次，應合理搭配飲食結構，避免攝取粗糙辛辣刺激性的食物；不吃發霉及油炸、煙燻、烤的食物；不吃可能含有亞硝酸鹽的醃製食品，因為亞硝酸鹽會與胺結合生成致癌物亞硝胺，有可能促進癌前疾病或轉變為胃癌；提倡低鹽飲食，多進食新鮮蔬菜和水果，攝取優質蛋白，保證營養的均衡，同時飲

食應規律，避免暴飲暴食。

　　最後，控制體重，每週保持一定量的運動，戒菸戒酒，我們都知道，菸酒和很多消化道疾病的發作密切相關，香菸更是明確的致癌物。

　　養成良好的生活習性對於消化道疾病的恢復大有好處，但是某些病變已經形成，我們還需要藥物干預，我們都知道胃癌前疾病和癌前病變與幽門螺桿菌感染密切相關，所以一旦患者的幽門螺桿菌呈陽性，我們必須要採取積極的抗幽門螺桿菌治療，關於抗幽門螺桿菌的藥物和療程，我已在前文明確說明，此處不再重複。

　　經過上述改變生活方式加藥物介入治療後，一些疾病都會有明顯的好轉，比如胃潰瘍和殘胃炎，某些輕中度的異型增生或腸上皮化生可能也會好轉，過去人們曾認為慢性萎縮性胃炎不可逆轉，但是現有的研究發現，如果早期發現，及時積極治療，病變部位萎縮的腺體是可以恢復的，有時慢性萎縮性胃炎也會轉化為非萎縮性胃炎，甚至痊癒。

癌前病變的另一種結果

　　但是在密切追蹤過程中，某些胃癌前病變也可能出現另一種結果，比如慢性胃炎併發了重度異型增生該怎麼辦？在胃癌

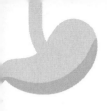

前病變中，有研究發現，輕度異型增生癌變率為 0 ～ 10%，而重度異型增生的癌變率可以達到 63%～ 100%，醫學上重度異型增生離癌往往只有一步之遙，它們看似遠在天涯，其實近在咫尺。舉個簡單的例子，有時候重度異型增生在組織學上與黏膜內癌（intramucosal carcinoma）不易鑑別，所以對於此類病變的治療，必須要採取積極干預的方式。

這時候的積極干預不但包括良好的生活方式和藥物治療，還需要手術干預。說到手術干預，很多人往往想到的是外科手術，我們都知道對於中晚期胃癌，外科根治性手術是有效的治療手段，但是對於胃癌前疾病和癌前病變呢？是否還有更好的選擇？

我的回答是當然有，比如我們前面說過的內視鏡下黏膜切除術（EMR）或內視鏡黏膜下剝離術（ESD），它們不僅適用於早期食道癌和早期胃癌，還可以用來治療胃癌前疾病和病變。與傳統的外科手術相比，它們的優勢是局部黏膜切除即可將病變完全切除，創傷小，併發症發生率低、患者恢復快、住院時間短、住院費用低，且與外科手術相比，它們的療效相等。

那麼，哪些胃癌前疾病和癌前病變可以進行 EMR 或 ESD ？

我們都知道，胃的癌前疾病和癌前病變有很多種，但並不是每一種都適合或者都必須要進行 EMR 或 ESD，一般要預

防性干預的是胃腺瘤性息肉和慢性胃炎伴局灶性的重度不典型增生（局灶性是指在同一組織或器官內，病變局限於較小區域內，周圍相鄰組織結構和功能正常，未受波及），即便胃腺瘤性息肉和慢性胃炎伴局灶性的重度不典型增生已經轉化為胃癌，如果處於很早期，也可以透過 EMR 或 ESD 解決，因為醫學界對早期胃癌的定義是病變局限在黏膜和黏膜下層者，所以只要滿足隆起型病變直徑小於 20 毫米的分化型（differentiated）腺癌，病變沒有突破黏膜層，無淋巴結轉移，可考慮 EMR 治療；平坦型或凹陷型病變小於 10 毫米的分化型腺癌，病變沒有突破黏膜層，沒有潰瘍或潰瘍疤痕，無淋巴結轉移，也可考慮 EMR 治療。

至於 ESD 治療早期胃癌，它的適應症則是直徑小於 20 毫米，無併發潰瘍的未分化型黏膜內癌；不論病灶大小，無併發潰瘍的分化型黏膜內癌；腫瘤直徑小於 30 毫米，併發潰瘍的分化型黏膜內癌；腫瘤直徑小於 30 毫米，無併發潰瘍的分化型黏膜下癌。

對很多人來說，EMR 或 ESD 充滿了神祕感，就像十萬君，當我說到這兩種內視鏡治療技術的時候，他會好奇地問，它們究竟是怎麼做的啊？

其實它們的基本手法可分為五步，比如內視鏡下黏膜切除術（EMR），消化科醫生第一步要做的就是標記，用電凝裝置的

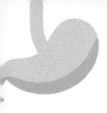

前端劃出病灶邊界；第二步是在病灶下的黏膜下層注入生理鹽水或混合靛胭脂的黏液性物質使病灶隆起；第三步是用圈套器套住病灶；第四步予以高頻電切除；第五步，觀察創面，回收病灶，送病理學檢查。

至於內視鏡黏膜下剝離術（ESD），基本手法也分為五步，第一步是標記，用電凝裝置的前端劃出病灶邊界；第二步是在病灶下的黏膜下層注入生理鹽水或混合靛胭脂的黏液性物質使病灶隆起；第三步是切割事先標記的病變周緣；第四步是用絕緣尖刀（IT 刀）和（或）其他設備（如 Hook 刀等）分離黏膜下層和黏膜層；第五步是整塊切除整個腫瘤，觀察創面，回收病灶，送病理學檢查。

因為是內視鏡下微創手術，所以一般術後禁食 24 小時即可，第二天可進食少量流質，第三天逐漸增加流食量，第四天、第五天、第六天可以恢復半流質，第七天可以恢復普通飲食。

鑑於術後癌症有復發的可能，因此即便接受了 EMR 或 ESD，術後也應該密切追蹤。

一般建議術後 1 個月第一次複查胃鏡，如正常則 3 個月後第二次複查，6 個月後第三次複查，9 個月後第四次複查，如果情況穩定，建議以後每半年到一年複查一次。

說到這，話題再回到老湯身上，老湯的胃鏡顯示慢性萎縮

性胃炎，而且病檢結果也排除了癌變或重度不典型增生，但老湯的幽門螺桿菌陽性，他的生活方式也存在諸多高危因素，所以我們為老湯開具的最佳治療方案是：明確告訴他慢性萎縮性胃炎不是胃癌，但是屬於癌前疾病，需密切觀察和追蹤，同時要保持健康的生活方式，積極抗幽門螺桿菌，每半年複查一次胃鏡。

　　得知不是胃癌而且能夠治療，老湯十分高興，有了好心情，對疾病的康復也是好的開始。

第十章　你所不知道的胃癌

　　十萬君今天看到了這麼一則新聞，他拿出來和我分享，說的是韓國胃癌發生率很高，提起韓國，十萬君的腦海裡立刻浮現出了韓國泡菜，於是他有了這樣的疑問：韓國人胃癌發生率高，是不是與長期食用泡菜有關呢？

　　這是個不錯的話題，要知道，胃癌不但是臺灣常見的惡性腫瘤之一，在日本、韓國及東南亞國家也都呈現高發趨勢，如果經常上網，我們就會發現各種關於胃癌的小道消息，比如酸菜魚和胃癌，比如泡麵和胃癌，比如剩飯剩菜和胃癌，有些訊息完全憑空想像，有些似乎又頗有道理，那麼究竟何為真何為假呢？

　　在回答十萬君的問題前，我跟他講了一個真實病例。

　　雖然整整 3 年的時光過去了，但是那個女孩溫暖的笑容卻一直印在我的腦海裡，女孩有個很好聽的名字，叫米米，22 歲的她在一家上市公司工作，因為工作業績突出，很快被提拔為管理人才，但是當公司同事都無比羨慕地望著米米的時候，他們卻不知道，這個女孩背後的巨大付出：早出晚歸，熬夜加班，身體一次又一次處於透支邊緣。

　　米米的爸爸和爺爺均因胃癌去世，她的胃也一直不太好。3 年前，她跑到醫院做檢查，醫生告訴她有幽門螺桿菌感染，考慮到她有胃癌家族史，建議根除，但並未引起米米重視。

　　她是個工作狂，為了工作，她經常拿零食充飢，一心都在工作上，導致了米米的作息很不規律，在腹痛了整整 2 週後，她只能選擇到醫院看病。

　　那個深夜，米米在閨蜜的攙扶下走進了急診室。急診科醫生為米米安排了一些檢查，都沒有發現明確病因，於是安排住院。我接診米米的時候，發現她腹痛的部位位於上腹部，而且她很瘦，科室一個胖胖的護理師屢次下定決心減肥都沒能成功，看到米米後，她不禁感慨：那個美女身材可真好。

　　可是，妳不覺得她的瘦有點病態嗎？果不其然，在為米米進行胃鏡檢查的時候，我們發現了讓我們難以置信的結果，導致米米上腹痛的罪魁禍首，竟然是胃癌。

　　22 歲，花一樣的年齡，誰又會想到，命運竟然如此驚心動魄，確診後，米米哭了很多天，可是該面對的始終要面對，很快，她被轉到外科接受手術治療。因為癌細胞侵犯了她的整個胃壁，即便進行了手術和術後化療，情況依然不容樂觀，沒過半年，複查的時候，腫瘤已經復發並且廣泛轉移。最終，這個花一樣的女孩在醫院裡走完了最後的人生。

　　「人的生命，總是那麼脆弱，老師，其實在醫院裡待久了，

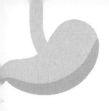

每天看到那麼多病痛和死亡，心裡真的很不好受。」十萬君的話說到了我的心坎裡。

我於是問他，你覺得我們當醫生的目的是什麼？

「救死扶傷，為更多的人解除病痛。」他斬釘截鐵地說。

這只是一方面，身為一名工作了十年的醫生，我曾經從死神手裡救回了很多生命，當然也眼睜睜地目睹了很多患者從生到死，我一直在想一個問題，除了某些先天性疾病，其實很多疾病都不是偶然的，有一些疾病更是完全可以預防，但因為大眾缺少醫學常識，使得他們日復一日堅持著錯誤的生活方式，最終導致了無法挽回的悲劇。

就像米米，她的病史裡，其實透露了很多資訊，如果她能夠非常清楚地了解胃癌的病因，也許，她的悲劇能夠避免。

胃癌病因究竟有哪些？

- **飲食因素**：胃癌發病有明顯的地域性差別，以中國為例，西北與東部沿海地區胃癌發生率明顯比南方地區高。為什麼有明顯的地域差別？其中最重要的原因就是飲食因素，中國西北和東部沿海地區的居民以肉食為主，喜歡燻、烤甚至是醃製的魚、肉等。在這些食物中，亞硝酸鹽、多環芳烴化合物（polycyclic aromatic hydrocarbons, PAHs）等致癌物或前致癌物的含量明顯較高，另外，高鹽飲食、低蛋白飲食和較少

進食新鮮蔬菜、水果也與胃癌的發病有關。

- **幽門螺桿菌感染**：前幾章提過，1994 年世界衛生組織下屬的國際癌症研究機構將幽門螺桿菌感染定義為人類 1 類（即肯定的）致癌原，幽門螺桿菌感染者胃癌發生率高於非感染者 4 ～ 8 倍。研究發現，幽門螺桿菌會促使硝酸鹽轉化成亞硝酸鹽及亞硝胺而致癌；幽門螺桿菌感染會引起胃黏膜慢性發炎，加上環境致病因素，加速黏膜上皮細胞的過度增殖，導致畸變致癌；幽門螺桿菌會釋放細胞毒素、氧自由基和一氧化氮等，也會使 DNA 損傷和基因突變；幽門螺桿菌的毒性產物 CagA、VacA 可能具有促癌作用，胃癌患者中抗 CagA 抗體偵測率較一般族群明顯為高。

- **癌前疾病**：胃息肉、胃潰瘍、慢性萎縮性胃炎及胃部分切除後的殘胃，這些疾病都可能伴有不同程度的慢性發炎過程、胃黏膜腸上皮化生或非典型增生，有可能轉變為癌。

- **遺傳和基因**：遺傳與分子生物學研究顯示，與胃癌患者有血緣關係的親屬，其胃癌發生率較對照組高 4 倍。胃癌的癌變涉及癌基因、抑癌基因、凋亡（apoptosis）相關基因與轉移相關基因等的變化，而基因變化的形式也是多種多樣的。

  其次，胃癌患者有明顯的家族聚集性（familial aggregation）。調查發現，胃癌患者的一等和二等親屬（即父母和親兄弟姐妹）得胃癌的危險性比一般人平均高出 3 倍。比較著名的如拿破崙家族，他的祖父、父親以及三個妹妹都因胃癌去世，整個家族包括他本人在內共有 7 人患了胃癌。

- **長期抽菸及酗酒**：調查顯示，長期抽菸者胃癌發病風險較不吸

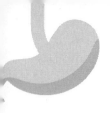

菸者高 50%，菸草中所含尼古丁會直接刺激胃黏膜，破壞胃黏膜屏障，形成胃炎、胃潰瘍，並延緩其癒合，進一步導致惡性變化。而飲酒會致使胃部屢屢遭受乙醇的惡性刺激，容易引起胃部慢性發炎，進而使胃黏膜重度增生，最終導致胃癌。

- **精神憂鬱**：壓抑、憂愁、孤獨、憂鬱、憎恨、厭惡、自卑、自責、罪惡感、人際關係緊張、精神崩潰、生悶氣等會使胃癌危險性明顯升高；而開朗、樂觀、活潑者危險性最低。

　　了解胃癌的病因之後，話題再回到米米身上，如果認真分析，我們很容易就能發現米米罹患胃癌的諸多高危因素，比如她的爸爸和爺爺均因胃癌去世，這說明她可能存在家族聚集性。另外，飲食結構搭配不合理、作息時間不規律、巨大的工作壓力，以及幽門螺桿菌感染，這些原因都可能直接或間接導致胃癌發生。

泡菜真的會致癌嗎？

　　從胃癌的病因我們能夠看出，胃癌高發區的人們長期存有不健康的飲食方式，前面說過，韓國也是胃癌高發的國家，我們都知道韓國人特別愛吃泡菜，難道真的與泡菜有關？

　　韓國泡菜是朝鮮半島一種以蔬菜為主要原料，以各種水果、海鮮及肉料、添加魚露為配料的發酵食品，韓國人之所以喜歡泡菜，是由於韓國所處地理位置冬季寒冷、漫長，不長蔬

果，所以韓國人用鹽來醃製蔬菜以備過冬。

　　十萬君認為韓國泡菜致癌，是因為裡面含有亞硝酸鹽？對於亞硝酸鹽，韓國人是這樣解釋的，韓國泡菜對於每種食材的泡製時間是很有講究的，一般像高麗菜、小黃瓜、西瓜皮、白菜、茄子這些水分含量高的食材製成的泡菜，最多不超過一天就要吃掉，而佐料泡菜泡一個月以上才吃，亞硝酸鹽是從泡菜進罈子的第 3 天起才會大量增加，泡一個星期時含量最高，從這以後就開始下降，到第 20 天以後基本上就消失，所以只要分清食用方法，完全不必擔心亞硝酸鹽的問題。但我的觀點是，泡菜的製作過程或多或少會出現雜質汙染的情況，再加上不同的衛生條件、不同的醃製時間，很難保證每一份泡菜在食品加工過程中都是合格的，一旦出現亞硝酸鹽超標，長期食用，胃癌的危險性就會升高。另外，韓國人很愛吃鹽，他們每日的鹽分攝取量遠遠超過其他國家，韓國人非常喜歡吃鹽漬的食品，這些食品中的高鹽含量可能也是誘發胃癌的危險因素之一。

　　日本的一項大型前瞻性追蹤研究發現，每日攝取超過 10克食鹽，會顯著增加胃癌的發病風險，而對於幽門螺桿菌感染的萎縮性胃炎更為明顯，高鹽飲食會增加 CagA 陽性幽門螺桿菌菌種的致癌能力，提高胃癌的發生率。至於網路上流傳的酸菜魚和胃癌、剩飯剩菜和胃癌，其實也都是亞硝酸鹽致癌學說。長期食用含硝酸鹽較高的食物後，硝酸鹽在胃內被細菌還

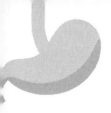

原成亞硝酸鹽，再與胺結合生成致癌物亞硝胺，這點是毋庸置疑的。但我的觀點是，即便亞硝酸鹽致癌，也不是一天兩天的事，這與長期的不良飲食習慣有關，如果偶爾吃一次酸菜魚就會致癌，那還真的有點危言聳聽了。

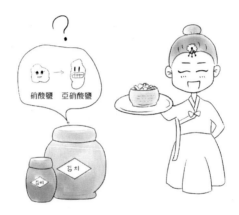

　　至於泡麵和胃癌，很多人認為泡麵是經過高溫油炸生產，在油炸的過程中會產生一種叫丙烯醯胺的化學物質，這種物質可能會致癌。事實上丙烯醯胺只是一種白色晶體的化學物質，澱粉類食品在高溫（高於 120℃）烹調下容易產生丙烯醯胺。研究顯示，人體會透過消化道、呼吸道、皮膚黏膜等多種途徑接觸丙烯醯胺。泡麵中丙烯醯胺的含量為每公斤 15 ～ 80 微克，這種微小含量不會對人體產生太大危害。

　　聽完我的講解，十萬君不禁長嘆一聲：謠言害人！

綠茶和大蒜能夠預防胃癌是真的嗎？

「既然飲食與胃癌的發病密切相關，那麼有沒有一些食物能夠防癌呢？」

十萬君的這個問題非常好，很多人談癌色變，看到身邊的親戚朋友被確診胃癌，他們往往憂心忡忡，要是胃癌能夠預防就好了。事實上，醫學界也一直在努力尋找著既能防癌也能抗癌的食物，比如研究最多的綠茶和大蒜，有人認為，飲用富含茶多酚的綠茶能夠降低萎縮性胃炎發展為胃癌的危險性，原因就是茶多酚能夠清除有害自由基，提高人體內酶的活性，從而產生抗突變、抗癌症的功效；其次，飲茶還可以降低胃黏膜發炎的機率，從而降低慢性胃炎的發生率。所以長期飲茶，對於預防胃癌的確具有一定效果。至於大蒜，流行病學研究顯示，長期生吃大蒜，胃內亞硝酸鹽的含量遠低於其他族群，胃癌的發生率也較低，這是因為大蒜中含有大蒜素，大蒜素具有殺菌功能，對幽門螺桿菌感染有一定的抑制作用，能夠阻止幽門螺桿菌引起的胃炎，最終降低胃癌的發生率。

所以大蒜能夠預防胃癌，倒也不是空穴來風！說到這，十萬君像哥倫布發現新大陸一樣，一臉的興奮，「真想不到綠茶和大蒜還能預防胃癌，我這就打電話給家裡，讓他們堅持食用。」我趕緊制止住他：「最怕你這種，現實生活中很多恐癌的人一聽

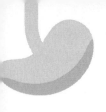
某些食物能夠防癌，往往大量食用。比如很多人喝濃茶或者喫茶葉，長期下去有可能導致鐵的吸收障礙，引起缺鐵性貧血，因為大蒜刺激性很強，大量食用口腔黏膜、食道黏膜和胃黏膜也難以承受。」

所以即便是好東西，也得細水長流，不能放肆去補啊！

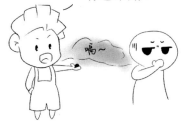

聽說大蒜能防胃癌，
你也來點？

喝～

補充維他命能夠預防胃癌是真的嗎？

醫學界透過對胃癌病因的細緻研究發現，多吃新鮮蔬菜和水果能夠降低胃癌的發生率；反之，如果少吃，則胃癌的發生率可能升高。所以有人提出了這樣的設想，新鮮蔬菜和水果中含有豐富的維他命，它們可能能夠預防胃癌，對於那些不喜歡吃蔬菜和水果的，是不是可以直接補充點維他命製劑呢？

維他命又稱維生素，通俗來講，即維持生命的物質，維他命對於人體健康而言至關重要，它的特點和作用主要表現在四

方面：①維他命均以維他命原的形式存在於食物中；②維他命不是構成機體組織和細胞的組成成分，它也不會產生熱量，它的作用主要是參與機體代謝的調節；③大多數的維他命，機體無法合成或合成量不足，無法滿足機體的需求，必須經常從食物中獲得；④人體對維他命的需求量很小，日需求量常以毫克或微克計算，但一旦缺乏就會引發相應的維他命缺乏症，對人體健康造成損害。

維他命種類繁多，但可以分為六大類：維他命 A、維他命 B、維他命 C、維他命 D、維他命 E 和維他命 K，其中維他命 B 和維他命 C 屬於水溶性維他命，A、E、D、K 則屬於脂溶性。

葉酸是維他命 B 群之一，主要存在於蔬菜和水果中，人體自身無法合成，必須從食物中獲取，所以如果蔬菜和水果攝取不足，極易造成葉酸缺乏，我們都知道葉酸能夠預防胎兒神經管畸形，準媽媽在備孕期間就服用 0.4 毫克的葉酸，胎兒神經管畸形率能夠降低 85%。另外，葉酸還可以用來治療巨芽細胞貧血和預防消化道腫瘤，如果缺乏會引起 DNA 甲基化（DNA methylation）紊亂和 DNA 修復機制減弱，從而誘發腫瘤。美國一項研究發現，葉酸攝取量最低的族群罹患胃癌的相對危險度比葉酸攝取量最高的族群高 1.49 倍。

有人認為，維他命 C 的抗氧化作用可以抵禦自由基對細胞的傷害防止細胞的變異，它還能阻斷亞硝酸鹽形成強致癌物亞

硝胺，透過對胃病患者的研究發現，萎縮性胃炎和胃癌患者胃液內維他命 C 的水準都普遍低於其他胃病患者，並伴有幽門螺桿菌和亞硝酸鹽水準異常升高，雖然維他命 C 無法抗幽門螺桿菌，但卻能降低幽門螺桿菌誘發胃癌的風險。

　　至於其他的維他命到底有沒有預防胃癌的作用，還需進一步研究。不過即便維他命與胃癌有關，也不意味著我們可以本末倒置。事實上，只要堅持每天進食新鮮蔬菜和水果，就能有效補充人體所需要的維他命；如果不吃蔬菜水果，而去選擇維他命製劑，則有可能補充了太多維他命，反而造成反效果。

第十一章　有多少藥會傷胃？

　　下午 2 點，醫生值班室的電話驟然響起，如我所料，是急診科打來的電話。

　　一個上消化道出血的老年男性患者，在急診科吐了 100cc 鮮血，電話裡那醫生的語氣顯得十萬火急，一再強調讓我們趕緊準備床位！

　　5 分鐘之後，我和十萬君看到了躺在平車上的老宋，他面色蒼白，精神萎靡，口角還有未完全擦淨的血漬，陪伴他的家屬一到病房就喊：醫生，快想想辦法！

什麼是急性胃黏膜病變？

　　上消化道出血是消化科的常見急重病，一旦接診這樣的患者，我們必須要做好兩方面工作，一方面，要快速擴容、止血，保證患者生命體徵的平穩，另一方面，則要盡快明確出血病因。初步診斷往往是經驗診斷，患者入院後，很多檢查無法立刻完善，這個時候，醫生就要根據經驗做出初步診斷，臨床工作中，最危險的上消化道出血有兩種：食道胃底靜脈曲張破

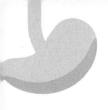

裂出血（esophageal variceal bleeding）和上消化道血管畸形（vascular malformation）破裂出血，這兩種出血都涉及血管，一旦出血，來勢洶洶，這個時候，如果處置不夠及時，大出血有可能致命。

最大的問題擺在我和十萬君面前：導致老宋上消化道出血的病因究竟是什麼？

第一種可能，食道胃底靜脈曲張破裂出血很快被我們排除了，老宋無病毒性肝炎和肝硬化的病史，他有冠心病，曾多次入院，最近一次的肝臟超音波檢查未見異常。

那麼第二種可能呢？上消化道血管畸形破裂出血，這個暫時不能排除，要想進一步明確，就必須要完善急診胃鏡檢查。

老宋入院後又吐血兩次，期間還解了一次血便，情況危急，如果不能盡快完善胃鏡，局面就會變得越來越被動，於是與患者及家屬溝通後，我們為老宋完善了急診胃鏡。胃鏡顯示，我們之前推測的上消化道血管畸形破裂出血並不存在，導致老宋消化道出血的罪魁禍首是瀰漫性的胃黏膜水腫、糜爛及潰瘍，醫學上，它有一個專業的術語叫急性胃黏膜病變（acute gastric mucosal lesions, AGML），當說到這的時候，想必大家並不陌生。

喝酒會導致急性胃黏膜病變，這是因為乙醇具有親脂性和脂溶性，所以會導致胃黏膜糜爛及出血。但是除了喝酒外，還

有沒有其他的可能導致急性胃黏膜病變呢？

　　當然有，我對十萬君說，像大面積燒傷、顱腦損傷、急性重症胰腺炎、尿毒症、急性腦血管病變甚至是重症肺炎、敗血症等都有可能導致急性胃黏膜病變，它們的發病機制主要是急性壓力（acute stress），人體在遭受疾病突然打擊的時候，各種內外刺激興奮下視丘室旁核（paraventricular nucleus）神經元，啟動了下視丘—垂體—腎上腺皮質軸（LHPA軸），刺激促腎上腺皮質激素的釋放，並經周圍循環至腎上腺皮質，合成、釋放糖皮質素，大量糖皮質素的釋放導致人體代償（compensation）功能不足，無法維持胃黏膜微循環的正常運行，引起黏膜缺血、缺氧，黏膜屏障也被破壞，胃酸分泌增多，胃內 pH 下降，進一步損傷血管及黏膜，最終誘發了急性胃黏膜的糜爛和出血。

　　隨著研究的深入，醫生發現，急性胃黏膜病變來勢凶猛，處理起來也非常棘手，比如某一處血管畸形導致的出血，醫生透過胃鏡下進行鈦夾夾閉，可能一枚鈦夾就能徹底解決問題，但是急性胃黏膜病變是胃內瀰漫性的病變，一對一沒問題，單槍匹馬要想橫掃千軍萬馬，顯然就困難重重。正因如此，急性胃黏膜病變的病死率也很高，特別是某些嚴重的器官病變誘發的，臨床上它的病死率可以達到 35%～ 65%。

　　重新回顧，那麼導致老宋急性胃黏膜病變的病因究竟是什

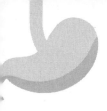

麼呢？肯定不是酗酒，老宋滴酒不沾，至於燒傷、顱腦損傷、胰腺炎、急性腦血管病變、尿毒症等一系列可能的疾病都被我們一一排除。

阿斯匹靈為什麼會傷胃？

事實上，當我們努力尋找真凶的時候，它往往就在我們身邊，我們很容易忽視的治病藥物，有時候也可能搖身一變，成為奪命殺手。這絕不是危言聳聽！事實上，除了酒精和某些疾病的急性壓力，藥物引起的急性胃黏膜病變其實在臨床上非常常見，因為發生率的逐年提高，使得醫學界越來越重視。

那麼究竟哪些藥物會導致急性胃黏膜病變呢？我把這個問題留給十萬君，他想了一會兒，然後說出了阿斯匹靈。

非常正確，阿斯匹靈的確是導致急性胃黏膜病變的最常見藥物。說到阿斯匹靈，大家並不陌生，但是卻很少有人知道它的歷史。

西元前 400 年，希臘醫生希波克拉底（Hippocrates）讓婦女服用柳葉煎茶來減輕分娩的痛苦；1823 年，在義大利，研究者從柳樹中提取出有用的成分，命名為水楊苷（salicin）；1853 年，法國科學家從水楊苷中提取出水楊酸（salicylic acid），但是對腸胃的刺激太大；1893 年，德國科學家發現在水楊酸上加

一個乙醯基，就能減少它的刺激作用；1897 年德國拜耳公司的霍夫曼（Hoffmann）開發並擁有人工合成水楊酸（或者叫阿斯匹靈）的專利；1899 年臨床試驗獲得成功，阿斯匹靈正式投入市場。

到目前為止，阿斯匹靈已應用百年，成為醫藥史上三大經典藥物之一。至今它仍是世界上應用最廣泛的解熱、鎮痛和消炎藥，適用於感冒、發燒、頭痛、牙痛、關節痛、風溼病，還能抑制血小板聚集，用於預防和治療缺血性心臟病、心絞痛、心肌梗塞、腦血栓形成。

阿斯匹靈問世以後，人們很快研製合成了更多同類型的藥物，比如對乙醯胺基酚（Acetaminophen）、吲哚美辛（Indomethacin）、萘普生（Naproxen）、萘普酮（Nabumetone）、雙氯芬酸（Diclofenac）、布洛芬（Ibuprofen）、尼美舒利、羅非昔布（Rofecoxib）、塞來昔布（Celecoxib）等，這些藥物與阿斯匹靈相同，都具有消炎、抗風溼、止痛、退熱和抗凝血等作用，於是它們被歸為一類，有著一個共同的名字 —— 非類固醇消炎藥（NSAIDs）。

目前非類固醇消炎藥是全球使用最多的藥物種類之一，全世界大約每天有 3,000 萬人在使用，但是人們很快發現，是藥三分毒，雖然它們的優點多多，但同樣存在致命缺點。就拿對消化道的影響來說，非類固醇消炎藥便是導致急性胃黏膜病

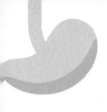

變的一大元凶，研究發現，非類固醇消炎藥屬於非特異性環氧合酶（cyclooxygenase, COX）抑制劑，COX 是花生四烯酸（arachidonic acid）代謝的限速酶，有兩種異構體，分別是結構型 COX-1 和誘生型 COX-2，可以說它們是性格完全不同的雙胞胎，COX-1 在組織細胞中微量恆定表現，有助於上皮細胞的修復，COX-2 主要受炎症誘導表現，促進發炎介質的產生，為了更好地理解，我這裡引入兩個概念，警察和小偷。

如果把 COX-1 比作警察，那麼 COX-2 就是小偷，非類固醇消炎藥旨在抓住小偷，從而減輕發炎反應，但同時也誤傷了警察，導致維持正常黏膜再生的前列腺素 E 分泌不足，胃黏膜修復障礙，最終出現胃竇甚至全胃黏膜的糜爛和出血。

就像老宋，因為他有冠心病，我們都知道，阿斯匹靈廣泛應用於心腦疾病的患者，主要就是預防和治療血栓，按照每天 2 片的劑量，老宋的用藥史至少也有 5 年了，受阿斯匹靈的長期影響，雖然老宋吐血之前也出現過腹痛等不適症狀，但並未引起他的重視，最終釀成了悲劇。其實，認真想想，這又何止是老宋一個人的悲劇？因為對非類固醇消炎藥的認知不足，越來越多的患者遭受這樣的厄運，甚至，很多臨床醫生對此也沒有足夠重視。

如果醫生能夠重視，及時告訴老宋長期服用阿斯匹靈可能導致的不良反應，也許老宋就能及時察覺，及時就醫，從而避

免嚴重的併發症。

世界上真的有養胃藥嗎？

說到這，十萬君不由得感慨道：「真想不到，這麼小的一顆藥丸，竟能導致致命的上消化道大出血，不過，我聽說為了減少對胃的刺激，現在阿斯匹靈都是腸溶製劑，是不是服用了阿斯匹靈腸溶片就能減少出血風險？」

其實十萬君只說對了一半，阿斯匹靈腸溶片具有抗酸性，所以在酸性胃液不溶解而在鹼性腸液溶解，這樣做雖然能夠減少對胃黏膜的直接局部損傷，但這類藥物被吸收入血後，卻同樣會抑制 COX-1，所以，即便是腸溶製劑，吸收後依然會間接導致胃黏膜損傷。這就是為什麼老宋雖然吃了阿斯匹靈腸溶片，卻依然誘發了胃出血的原因。當然，臨床上會導致胃損傷的並不只是非類固醇消炎藥，事實上，是藥三分毒，藥物透過口腔、食道到達胃部後，多多少少都可能對胃造成影響，常見的會導致急性胃黏膜病變的藥物還包括糖皮質素、氯化鉀緩釋片（potassium chloride sustained-release tablets）、鐵劑、毛地黃製劑（Digoxin）、抗腫瘤化療藥物、氨基非林（Aminophylline）、某些抗生素，甚至是某些中藥，每一類藥物導致急性胃黏膜病變的機理都不太一樣，比如氯化鉀和某些

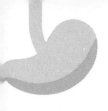

抗生素會刺激胃黏膜引起損傷，比如抗腫瘤化療藥物在抑制腫瘤生長的同時也對胃黏膜產生了細胞毒副作用，導致嚴重的黏膜損傷，併發細菌和病毒感染的機率就會大大增加。再比如中藥，在很多人看來，中藥是養胃藥，他們覺得中藥無毒無害，是調理腸胃的最好藥物，我經常碰到一些患者在吃西藥的同時，也服用一些中藥，目的就是養胃。

那麼，新的問題來了，世界上真的有養胃藥嗎？其實，很多人的胃並沒有問題，但他們還是願意定期服用一些養胃藥，這些藥物有西藥，也有中藥，西藥裡最常見的就是氫離子幫浦抑制和抗酸藥物，中藥呢，則是各種偏方大雜燴。

但這些真的有用嗎？對於某些確有疾病的患者，比如消化性潰瘍，奧美拉唑（Omeprazole）和鋁碳酸鎂（Hydrotalcite）的作用毋庸置疑，但是對於健康人，這些藥物不但無法養胃，反而會產生讓人毛骨悚然的不良後果。即便是某些被人奉為綠色藥品的中藥，因其來源於動物、植物和礦物，很難提煉到純化的生物有效成分，因此不能排除某些複方中藥製劑中含有藥理作用較強的化學藥物，這些不明成分可能會對胃造成嚴重損傷，所以養胃藥也不是想吃就能吃的。

如何預防藥物性胃黏膜損傷？

　　十萬君的這個問題也是老宋十分關心的，經歷了這一次上消化道出血，老宋一定刻骨銘心，本來是預防疾病的阿斯匹靈，差一點就成了奪命殺手。萬幸的是，經過積極搶救和治療，他逐漸康復——但新的問題出現了。老宋有著近 8 年的冠心病，曾經還罹患過急性冠脈症候群（acute coronary syndrome, ACS），心內科醫生曾叮嚀他，一定不能隨便停用阿斯匹靈，現在阿斯匹靈誘發了出血，出血停止後，他還能不能再繼續口服阿斯匹靈？以及該如何預防再次出血？

　　其實不光老宋，很多有心血管疾病的患者也都有這樣的困惑，因為病情的需要，他們必須要口服阿斯匹靈，如果不吃，罹患急性血栓疾病的可能性就很大，一旦出現急性心肌梗塞，會在很短的時間內致命，而阿斯匹靈在預防血栓方面的作用早已得到了公認。

　　吃還是不吃，又該怎麼吃？這是一門大學問，我的建議有五點。

1　如果有心血管疾病，因為病情需要而必須服用阿斯匹靈，最好先進行胃鏡及幽門螺桿菌檢測，如果兩者都沒有問題，可以服藥，但需要動態觀察，因為即便沒有胃部疾病，阿斯匹靈也同樣有可能導致胃黏膜損傷。

2　如果檢查發現消化性潰瘍和幽門螺桿菌陽性，那麼最好先把潰瘍

和幽門螺桿菌治好，再去服藥，如果心血管疾病嚴重，需要立即口服阿斯匹靈，那麼這個時候也可以一邊口服阿斯匹靈，一邊口服氫離子幫浦抑制劑和抗幽門螺桿菌治療，服藥期間也應該密切觀察，如果出現腹痛加劇或者黑糞、吐血，這代表病情在加重，應該立即停用阿斯匹靈，同時求助醫生。

3　如果阿斯匹靈已經誘發了上消化道出血，那麼急性期就必須停止服藥，出血停止後，根據病情需要，必須要口服阿斯匹靈的，最好在出血停止後 1～3 天口服，同時要在醫生的監護下服用，為了避免再次出血，同時要口服氫離子幫浦抑制劑，定期複查胃鏡，以確保萬無一失。

4　老年患者應用阿斯匹靈時，若存在以下情況之一，也可以考慮使用氫離子幫浦抑制劑預防消化道黏膜損傷，減少出血風險。有消化不良或胃食道逆流症狀者；接受雙重抗血小板藥物（dual antiplatelet therapy, DAPT）治療者；服用華法林等抗凝藥物者；同時使用兩種非類固醇消炎藥者；合用糖皮質素者；幽門螺桿菌感染者。符合條件越多，使用制酸劑的適應症越強。

5　並不是只有阿斯匹靈會引起胃黏膜損傷，非類固醇消炎藥的其他藥物、糖皮質素、抗生素、氯化鉀緩釋片、鐵劑、洋地黃製劑、抗腫瘤化療藥物、氨基非林甚至某些中藥等都有可能引起胃黏膜損傷。是藥三分毒，服用需謹慎，如需服用，應該提前詢問醫生或仔細閱讀藥物說明書，查看是否對胃有損傷，如果對服藥時間沒有特殊要求，應盡量避免空腹服藥，以減少對胃的刺激損傷，服藥期間不要吸菸喝酒及飲用咖啡、濃茶，飲食以清淡為主。

第十二章　制酸劑不是你想吃就能吃的

　　前面說到了急性胃黏膜病變，我對十萬君說，預防和治療急性胃黏膜病變的最佳藥物就是氫離子幫浦抑制劑，而奧美拉唑就是最具代表性的藥物。雖然奧美拉唑預防和治療急性胃黏膜病變療效顯著，但不是每一種消化道疾病都必須使用這種藥物，令人痛心的是，奧美拉唑被當作養胃神藥，被濫用的現象越來越普遍。比如我們在生活中，經常能碰到這樣的情形：胃不舒服，立刻想到吃胃藥。現在，很多家庭都備有奧美拉唑等制酸劑，更有甚者，完全沒有任何胃部不適，卻依然口服制酸劑，觀點是提前做好預防。

　　比如我的好友小孟，有一次小孟向我炫耀他喝酒不吐的祕訣，還說我小氣，做了那麼久的消化科醫生，都不曾向他推薦過這種養胃神藥，只要喝酒前吃上一顆，保證胃好酒量也好。在我的一再追問下，小孟終於說出了那種神祕的養胃神藥，原來就是奧美拉唑！小孟的觀點是，奧美拉唑是護胃藥，因為酒精會刺激胃，所以喝酒前吃上一顆，能產生很好的保護作用，聽起來似乎沒問題，殊不知大錯特錯！這樣吃奧美拉唑不但毫無科學依據，而且可能因長期服用，導致難以估計的不良後果。

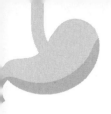

這絕不是危言聳聽！我對十萬君說，提起制酸劑，目前全世界應用最廣泛的有兩種，一種是 H2 受體阻斷劑，另一種是氫離子幫浦抑制劑，我們先從它們的研究和發展歷史說起。

H2 受體阻斷劑的發展史

我們都知道消化性潰瘍是消化系統的一種常見病，它的發生率非常高，有研究發現，每十人中就有一人曾罹患消化性潰瘍。在制酸劑誕生之前，人們為了治療消化性潰瘍，只能使用傳統的治療方法，那就是使用抗酸藥物來中和胃酸，這類藥物為弱鹼性化合物，口服後能直接中和胃酸，減輕或消除胃酸對潰瘍面的刺激和腐蝕作用，從而緩解疼痛，同時能減弱胃蛋白酶的活性，降低胃液對潰瘍面的自我消化，從而有利於潰瘍癒合。

臨床上常用的抗酸藥物為碳酸氫鈉、碳酸鈣、氧化鎂、氫氧化鋁、三矽酸鎂（magnesium trisilicate）等。

雖然抗酸藥物對消化性潰瘍的確有一定的治療作用，但因不良反應大，療效不夠好，很難達到治癒的效果，所以人們一直在尋找新型的替代藥物。到了 1960 年代中期，人們在胃壁細胞中發現了會促進胃酸分泌的組織胺 H2 受體，於是一種新的設想出現了：是否能夠研究出一種能夠拮抗組織胺 H2 受體的

藥物呢？

　　經過反覆的藥理試驗，研究終於有了實質性突破，1976年，第一個高活性的 H2 受體阻斷劑西咪替丁（Cimetidine）率先於英國上市，西咪替丁上市後，獲得了患者的一致好評，到 1979 年，全世界已有 100 多個國家批准使用這種制酸劑物。

　　西咪替丁的問世，開闢了制酸劑物的新時代，但它不是唯一的 H2 受體阻斷劑，很快，1983 年雷尼替丁（Ranitidine）成為第二個上市的同類型藥物，1986 年和 1988 年又相繼上市了法莫替丁（Famotidine）和尼扎替丁（Nizatidine），藥物的穩定性越來越好，抑制胃酸的作用也越來越強大。

　　到目前為止，西咪替丁、雷尼替丁、法莫替丁、尼扎替丁都已經廣泛應用於臨床，因為市場前景發展較好，一些新藥，如羅沙替丁（Roxatidine）、拉呋替丁（Lafutidine）、乙溴替丁（Ebrotidine）也陸續被研究出來。

　　長期的臨床應用顯示，H2 受體阻斷劑治療消化性潰瘍的效果的確明顯好於抗酸藥物，但是這類藥物同樣沒那麼完美，由於影響 H2 受體的因素較多，患者個體的差異性也較大，在使用 H2 受體阻斷劑治療消化性潰瘍時易出現反彈性胃酸過度分泌（rebound acid hypersecretion, RAHS）和耐受性不佳等問題，所以人們開始尋找一種更穩定、更強大、更有效的新型藥物。

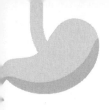

氫離子幫浦抑制劑的發展史

很快，人們發現胃壁細胞上除了有促進胃酸分泌的組織胺 H2 受體，還有專門運輸 H^+ 的氫離子幫浦，它們各司其職，分泌充足的胃酸促進食物的消化，根據研究 H2 受體阻斷劑的經驗，一種新型的制酸劑物 —— 氫離子幫浦抑制劑橫空出世了！

我們都知道胃酸分泌的最後步驟是胃壁細胞內氫離子幫浦驅動細胞內 H^+ 與小管內 K^+ 交換，氫離子幫浦抑制劑能直接與壁細胞的 H^+-K^+-ATP 酶不可逆轉地結合，從而阻斷胃酸分泌的最後環節，大量實驗及臨床數據顯示它的制酸強度、速度和持續時間均超過了 H2 受體阻斷劑。

1987 年，第一個氫離子幫浦抑制劑奧美拉唑在瑞典上市；1992 年，第二個氫離子幫浦抑制劑蘭索拉唑（Lansoprazole）在日本上市；1994 年 10 月德國研製的泮托拉唑（Pantoprazole）在南非上市；1998 年 12 月日本又推出新的氫離子幫浦抑制劑雷貝拉唑（Rabeprazole），並於 1999 年 8 月獲 FDA 批准在美國上市；2002 年，英國推出了替代產品埃索美拉唑（Esomeprazole），同年 8 月率先在瑞典上市，商品名為「Nexium」。2000 年，埃索美拉唑以商品名「耐適恩」在臺灣上市。

到目前為止，氫離子幫浦抑制劑在全世界的應用越來越廣

泛，因為它強大的制酸效果，使得越來越多的消化性潰瘍患者開始遠離疾病的痛苦，氫離子幫浦抑制劑發現的意義重大，我們都知道消化性潰瘍引起的急性出血，曾經讓消化科醫生頭痛不已，很多患者因為無法控制住出血而不得不接受外科手術，但是隨著氫離子幫浦抑制劑的問世，消化性潰瘍併發出血的內科治療效果大大改善，目前已經有 80%～ 90%的消化性潰瘍出血可以完全透過氫離子幫浦抑制劑解決問題。

制酸劑的不良反應有哪些？

　　醫學是一把雙刃劍，它一方面能恢復人體健康，可是另一方面，因為它本身的不良反應，長期濫用，也會產生嚴重的不良反應，制酸劑的問世讓消化性潰瘍得以好轉甚至治癒，但是它的不良反應也逐漸引起了醫學界的廣泛關注。

1　制酸劑抑制胃酸分泌，也會導致酸相關物質吸收減少。比如食物中的鐵，我們都知道食物中的鐵是三價鐵，需借助胃酸的作用才能還原成二價鐵，最終才能在十二指腸和空腸中被吸收，長期使用制酸劑，胃酸被過度抑制後，鐵的吸收也會受到影響，有些患者長期口服制酸劑，出現無法解釋的缺鐵性貧血，我們就要考慮到是否為制酸劑所致。比如食物中的維他命 B_{12}，我們都知道維他命 B_{12} 是生成紅血球不可缺少的重要元素，它與蛋白結合存在於食物中，胃酸能夠促進食物蛋白的溶解，從而釋放維他命 B_{12}，使之

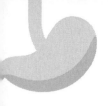

與壁細胞的內在因子結合，最終被迴腸末端吸收入血，而制酸劑的使用抑制了胃酸分泌，導致胃內 pH 升高，抑制了食物蛋白的溶解，最終引起維他命 B_{12} 吸收不良，導致巨芽細胞貧血。

2　長期應用制酸劑會導致骨質疏鬆，增加骨折的危險性。研究發現，制酸劑在抑制胃酸分泌的同時，也會抑制鈣的吸收，長期鈣吸收不足導致血鈣濃度降低，刺激甲狀旁腺激素釋放，促進破骨細胞（osteoclast）介導的骨質吸收，從而誘發或加重骨質疏鬆。特別是老年患者，這種機率會大大增加，嚴重的骨質疏鬆又會增加骨折的危險性，大量的臨床數據顯示，持續服用制酸劑 1 年以上的老年患者，髖骨、腕骨、椎骨骨質疏鬆和骨折的風險都會增加。

3　長期應用制酸劑會導致胃黏膜屏障功能受損。我們都知道，除了幽門螺桿菌外，胃內很少會有其他細菌存活，這是因為胃酸強大的殺菌作用，長期使用制酸劑，抑制胃酸分泌，胃黏膜屏障功能隨之降低，隨食物吞嚥進消化道的微生物病原體，比如沙門氏菌（salmonella），在 pH 小於 3 的環境中無法生存，但是制酸劑提高了胃內 pH 值，使這些細菌未在胃內環境中被殺滅，從而有機會進入腸道。我們都知道腸道雖然有細菌寄生，但是益生菌和有害菌相互抑制，處於動態平衡，一旦外界有害細菌入侵，會打破這種平衡，從而誘發腸道感染，有些患者長期口服制酸劑，會發現大便越來越稀，甚至出現嚴重的腹瀉，制酸劑可能是罪魁禍首。

4　長期應用制酸劑會影響某些口服藥物的生物利用度（bioavailability, BA）。胃內 pH 值升高後，一些不具抗藥性的口服藥，如阿莫西林、克拉黴素等，生物利用度會升高。但另外一些藥物如酮康唑（Ketoconazole）、伊曲康唑（Itraconazole），

其生物利用度和血藥濃度（plasma concentration）都會降低。無論是升高還是降低，對人體都是不益的，升高會增加藥物的毒副作用，降低又會使藥物無法達到治療效果。

5　2009 年 初，美 國 食 品 藥 物 管 理 局（U.S. Food and Drug Administration, FDA）就氯吡格雷與奧美拉唑等藥物相互作用發布藥物安全性資訊，這更是引起了人們對制酸劑不良反應的重視。根據資料顯示，氯吡格雷與奧美拉唑存在藥物相互作用。如果患者同時服用奧美拉唑和氯吡格雷，奧美拉唑會使氯吡格雷的活性代謝產物及抑制血小板凝集作用減少近一半。奧美拉唑會抑制藥物代謝酶 CYP2C19，而氯吡格雷在體內轉換成有抗血小板活性的代謝產物正是依賴於該酶的作用。

FDA 所依據的資料來自於氯吡格雷生產廠商的研究，該研究比較了合併服用氯吡格雷和奧美拉唑與單獨服用氯吡格雷患者血液中氯吡格雷的活性代謝產物含量及其對血小板功能的影響。結果顯示，合併服用氯吡格雷與奧美拉唑患者血液中氯吡格雷的活性代謝產物較單用氯吡格雷者減少 45%，血小板凝集抑制效果減少 47%。

其實不只是奧美拉唑，其他的氫離子幫浦抑制劑對 CYP2C19 也都有抑制作用，只是效果有強有弱而已，但不管怎樣，我們都知道氯吡格雷是治療急性冠脈症候群等心血管疾病的常用藥物，而氫離子幫浦抑制劑的使用使其作用減半，顯然會增加心血管不良事件的發生率。

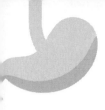

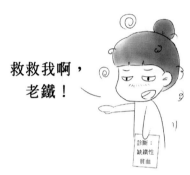

救救我啊，
老鐵！

診斷：
缺鐵性
貧血

　　當我說到這的時候，十萬君不由得感慨道：「老師，真沒想到，制酸劑的危害竟然這麼大！」

　　是藥三分毒，制酸劑雖然有不良反應，但是如果嚴格掌握適應症，掌握合適的劑量和療程。其實它還是很安全的，可怕的是現在人們對於制酸劑的錯誤認知，過度使用，把制酸劑當成養胃藥來用，更可怕的是，很多醫生在為患者開藥的時候也有濫用制酸劑的現象，這些都是非常危險的，要知道，制酸劑的不良風險是伴隨服用時間而增加的。

制酸劑會導致胃癌嗎？

　　老師，我想起來了，一週前，我曾看到過一篇報導，說制酸劑還有可能導致胃癌呢！

　　其實自從制酸劑誕生那刻開始，人們對它與胃癌之間的關係研究就沒有停止過，雖然制酸劑治療消化性潰瘍的療效顯

著，但同時它也會改變胃內環境，所以有人提出了質疑：如果長期口服制酸劑，胃內環境持續受到影響，那麼致癌風險會不會增加呢？

早在奧美拉唑最初引入臨床時，動物實驗發現，長期服用奧美拉唑的小鼠的確會發生嗜銀細胞類癌。一般認為，胃類癌發病的最早階段是腸嗜銀細胞（argentaffin cell）增生，接著是異型增生，最後形成類癌（carcinoid），長期使用奧美拉唑的患者，會出現高胃泌素血症（hypergastrinemia），使胃內的 pH 增高至 4～6，大大減弱了胃竇部 G 細胞的酸抑制作用，於是胃竇 G 細胞大量釋放胃泌素，形成高胃泌素血症。而高胃泌素血症與嗜銀細胞增生密切相關，高胃泌素血症刺激嗜銀細胞發生增生以後，即使停用奧美拉唑，高胃泌素血症依舊難以恢復，嗜銀細胞增生也不會恢復。

還有觀點認為，奧美拉唑等制酸劑的長期使用會導致腸胃菌群失調，有害菌過度生長，會將亞硝酸鹽還原成亞硝胺，至於亞硝胺我們前面已經說過很多次，它是一種強致癌物質。

也有研究發現，長期應用制酸劑不但會增加胃體萎縮性胃炎的發病風險，還會促進胃底腺瘤性和增生性胃息肉的形成，特別是萎縮性胃炎和腺瘤性息肉，目前醫學上已明確證實屬於癌前疾病，它們轉換成胃癌的機率很高。

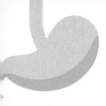

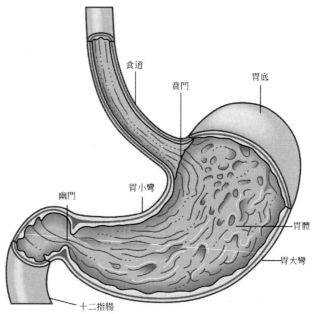

胃是消化道各部中最膨大的部分，上接食道，下續十二指腸，分為賁門部、胃底、胃體和幽門部，成人胃的容量約為 1,500mL，胃除有受納食物和分泌胃液的作用，還有內分泌功能

參考文獻

[1]   JANSSEN P, VANDEN B P, VERSCHUEREN S, et al. Review article: the role of gastric motility in the control of food intake [J]. Aliment Pharmacol Ther, 2011, 33(8): 880-894.

[2]   CHEN J H, ZHANG Q, YU Y, et al. Neurogenic and myogenic properties of pan-colonic motor patterns and their spatiotemporal organization in rats [J]. PLoS One, 2013, 8(4): e60474.

[3]   ALBANIDOU-FARMAKI E, GIANNOULIS L, MARKOPOULOS A, et al. Outcome following treatment for Helicobacter pylori in patients with recurrent aphthous stomatitis [J]. Oral Dis, 2005, 11(1): 22-26.

[4]   KINDT S, TACK J. Pathophysiology of noncardiac chest pain: not only acid[J]. Dis Mon, 2008, 54: 615-626.

[5]   DELANEY B, MCCOLL K. Review article: Helicobacter pylori and gastro-oesophageal reflux disease[J]. Aliment Pharmacol Ther, 2005, 22(Suppl 1): 32-40.

[6]   GHOSH S K, JANIAK P, FOX M, et al. Physiology of the oesophageal transition zone in the presence of chronic bolus retention: studies using concurrent high resolution manometry

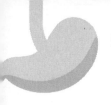

and digital fluoroscopy[J]. Neurogastroenterol Motil, 2008, 20: 750-759.

[7]   MARTINEZ S D, MALAGON I B, GAREWAL H S, et al. Non-erosive reflux disease(NERD)-acid reflux and symptom patterns[J]. Aliment Pharmacol Ther. 2003, 17(4): 534-545.

[8]   DENT J, EL-SERAG H B, WALLANDER M A, et al. Epidemiology of gastroesophageal reflux disease: A systematic review[J]. Gut 2005, 54: 710-717.

[9]   PRAKASH C, CLOUSE R E. wireless pH monitoring in patients with non-cardiac chest pain[J]. Am J Gastroenterol, 2006, 101(3): 446-452.

[10] EISEN G M, BARON T H, DOMINITZ J A, et al. Guideline for the management of ingested foreign bodies[J]. Gastrointest Endosc, 2002, 55: 802-806.

[11] WOOIL KWON, JIN-YOUNG JANG, SEUNG EUN LEE, et al. Clinicopathologic Features of Polypoid Lesions of the Gallbladder and Risk Factors of Gallbladder Cancer[J]. J Korean Med Sci, 2009, 24: 481-487.

[12] HEBER DAVID. Vegetables, fruits and phytoestrogens in the prevention of diseases[J]. J Postgrad Med, 2004, 50(2): 145-149.

[13] CERRI, RUBEN W, CHRIS A. Evaluation and management of foreign bodies in the upper gastrointestinal tract [J]. Pediatric Case Reviews, 2003, 3(3): 150-156.

[14] JOSHI A A, BRADOO R A. A foreign body in the pharynx

migrating through the internal jugular vein[J]. Am J Otolaryngol, 2003, 2: 89-91.

[15] KATSETOS M C, TAGBO A C, LINDBERG M P, et al. Esophageal perforation and mediastinitis from fish bone ingestion[J]. South Med J, 2003, 96(5): 516-520.

[16] ISSA Y, BRUNO M J, BAKKER O J, et al. Treatment options for chronic pancreatitis[J]. Nat Rev Gastroenterol Hepatol, 2014, 11(9): 556-564.

[17] RODRIGEUZ A A, BERQUIST W, BINGHAM D. Gastric outlet obstruction caused by heterotopic pancreas in an adolescent[J]. Dig Dis Sci, 2015, 60(4): 835-837.

[18] TONDREAU R L, KIRKLIN B R. Bezoars of the stomach[J]. Surg Clin North Am, 1950, 30(4): 1097-1108.

[19] NAVEAU S, POYNARD T, ZOURABICHVILI O, et al. Gastric phytobezoar destruction by Nd: YAG laser therapy[J]. Gastrointestinal Endoscopy, 1986, 32(6): 430-431.

[20] LADAS S D, TRIANTAFYLLOU K, TZATHAS C, et al. Gastric hytobezoars may be treated by nasogastric Coca-Cola lavage[J]. European Journal of Gastroenterology & Hepatology, 2002, 14(7): 801-803.

[21] GUPTA SURESH KUMAR, VERMA AMAR, BHARTI RAMESH, et al. Bizarre metal bezoar: a case report[J]. Indian J Surg, 2013, 75(Suppl 1): 356-358.

[22] BEOM JAE LEE, JONG-JAE PARK, HOOM JAI CHUN, et al. How

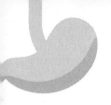
good is cola for dissolution of gastric phytobezoars[J]. World J Gastroenterol, 2009, 15(18): 2265-2269.

[23] LIN C S, TUNG C F, PENG Y C, et al. Successful treatment with a combination of endoscopic injection and irrigation with coca cola for gastric bezoar-induced gastric outet obstrucyion [J]. J Chin Med Assoc, 2008, 71(1): 49-52.

[24] FRANCESCHI F, TORTORA A, GASBARRINI G, et al. Helicobacter pylori and extragastric diseases[J]. Helicobacter, 2014, 19 Suppl 1: 52-58.

[25] NAM S Y, RYU K H, PARK B J, et al. Effects of Helicobacter pylori infection and its eradication on lipid profiles and cardiovascular diseases[J]. Helicobacter, 2015, 20(2): 125-132.

[26] MANOLAKIS A, KAPSORITAKIS A N, POTAMIANOS S P. A review of the postulated mechanisms concerning the association of Helicobacter pylori with ischemic heart disease [J]. Helicobacter, 2007, 12(4): 287-297.

[27] VIZZARDI E, BONADEI I, PIOVANELLI B, et al. Helicobacter pylori and ischemic heart disease [J]. Panminerva Med, 2011, 53(3): 193-202.

[28] TAKAHASHI T, YUJIRI T, SHINOHARA K, et al. Molecular mimicry by Helicobacter pylori CagA protein may be involved in the pathogenesis of H. pylori-associated chronic idiopathic thrombocytopenic purpura [J]. Br J Haematol, 2004, 124(1): 91-96.

[29]   SERIN E, GUMURDULU Y, KAYASELCUK F, et al. Halitosis in patients with Helicobacter pylori-positive non-ulcer dyspepsia: an indication for eradication therapy[J]. European J Int Med, 2003, 14(1): 45-48.

[30]   SUGANO K, TACK J, KUIPERS E J, et al. Kyoto global consensus report on Helicobacter pylori gastritis. Gut. 2015, 64: 1353-1367.

[31]   FALLONE C A, CHIBA N, VAN ZANTEN S V, et al. The Toronto Consensus for the Treatment of Helicobacter pylori Infection in Adults. Gastroenterology. 2016, 151: 51-69.

[32]   GISBERT J P, PAJARES J M. Review article: 13C-urea breath test in the diagnosis of Helicobacter pylori infection – a critical review[J]. Aliment Pharmacol Ther, 2004, 20(10): 1001-1017.

[33]   STASI R, SARPATWARI A, SEGAL J B, et al. Effects of eradication of Helicobacter pylori infection in patients with immune thrombocytopenic purpura: a systematic review[J]. Blood, 2009, 113 (6): 1231-1240.

[34]   MADISCH A, MIEHLKE S, NEUBER F, et al. Healing of lymphocytic gastritis after Helicobacter pylori eradication therapy -- a randomized, double-blind , placebo-controlled multicentre trial[J]. Aliment Pharmacol Ther, 2006, 23(4): 473-479.

[35]   GHADIR M R, SHAFAGHI A, IRANIKHAH A, et al. Furazolidone, amoxicillin and omeprazole with or without bismuth for eradication of Helicobacter pylori in peptic ulcer disease[J].

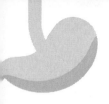

Turk J Gastroenterol, 2011, 22 (1): 1-5.

[36]　TENNER S, BAILLIE J, DEWITT J, et al. American College of Gastroenterology guideline: management of acute pancreatitis[J]. Am J Gastroenterol, 2013, 108(9): 1400-1415.

[37]　MAYERLE J, HOFFMEISTER A, Werner J, et al. Chronic pancreatitis-definition, etiology, investigation and treatment[J]. Dtsch Arztebl Int, 2013, 110(22): 387-393.

[38]　ICHIKAWA H, SUGIMOTO M, SUGIMOTO K, et al. Rapid metabolizer genotype of CYP2C19 is a risk factor of being refractory to proton pump inhibitor therapy for reflux esophagitis [J]. J Gastroenterol Hepatol, 2016, 31(4): 716-726.

[39]　MARTOS M, BUJANDA L, SALICIO Y, et al. Clarithromycin for first -line treatment of Helicobacter pylori infection after culture in high-resistance regions[J]. Eur J Gastroenterol Hepatol, 2014, 26(12): 1380-1384.

[40]　SHIOTA S, SUZUKI R, YAMAOKA Y. The significance of virulence factors in Helicobacter pylori[J]. J Dig Dis, 2013, 14(7): 341-349.

[41]　YAMAOKA Y. Mechanisms of disease: Helicobacter pylori virulence factors[J]. Nat Rev Gastroenterol Hepatol, 2010, 7(11): 629-641.

[42]　SHIM J H, YOON J H, CHOI SS, et al. The effect of Helicobacter pylori CagA on the HER-2 copy number and expression in gastric cancer[J]. Gene, 2014, 546(2): 288-296.

[43] LJUNG R, MARTIN L, LAGERGREN J. Oral disease and risk of oesophageal and gastric cancer in a nationwide nested case-control study in Sweden[J]. Eur J Cancer, 2011, 47(14): 2128-2132.

[44] TURATI F, PELUCCHI C, GUERCIO V, et al. Allium vegetable intake and gastric cancer: a case-control study and meta-analysis[J]. Mol Nutr Food Res, 2015, 59(1): 171-179.

[45] BENZON LARSEN S, VOGEL U, CHRISTENSEN J, et al. Interaction between ADH1C Arg(272)Gln and alcohol intake in relation to breast cancer risk suggests that ethanol is the causal factor in alcohol related breast cancer[J]. Cancer Lett, 2010, 295(2): 191-197.

[46] YODA Y, TAKESHIMA H, NIWA T, et al. Integrated analysis of cancerrelated pathways affected by genetic and epigenetic alterations in gastric cancer[J]. Gastric Cancer, 2015, 18(1): 65-76.

[47] CURRIER M B, NEMEROFF C B. Depression as a risk factor for cancer: from pathophysiological advances to treatment implications[J]. Annu Rev Med, 2014, 65: 203-221.

[48] AJANI J A, BENTREM D J, Besh S, et al. National Comprehensive Cancer Network. Gastric cancer, version2. 2013: featured updates to the NCCN Guideline [J]. J Natl Compr Canc Netw, 2013, 11(5): 531-546.

[49] CHOI K S, JUNG H Y, CHOI K D, et al. EMR versus gastrectomy

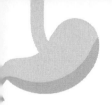

for intramucosal gastric cancer: comparison of long-term outcomes[J]. Gastrointest Endosc, 2011, 73(5): 942-948.

[50] CHIU P W, TEOH A Y, TO K F, et al. Endoscopic submucosal dissection(ESD)compared with gastrectomy for treatment of early gastric neoplasia: a retrospective cohort study[J]. Surg Endosc, 2012, 26(12): 3584-3591.

[51] CORREA P, PIAZUELO M B. The gastric precancerous cascade[J]. J Dig Dis, 2012, 13(1): 2-9.

[52] LAUWERS G Y, CARNEIRO F, GRAHAM D Y, et al. Gastric carcinoma[M]//Bosman FT, Carneiro F, Hruban RH, et al. WHO classification of tumours of the digestive system. 4thed. Lyon: IARC, 2010: 48-68.

[53] SHIKATA K, KIYOHARA Y, KUBO M, et al. A prospective study of dietary salt intake and gastric cancer incidence in a defined Japanese population: the Hisayama study[J]. Int J Cancer, 2006, 119(1): 196-201.

[54] LOH Y H, JAKSZYN P, LUBEN R N, et al. Nitroso compounds and cancer incidence: the European Prospective Investigation into Cancer and Nutrition(EPIC)-Norfolk Study[J]. Am J Clin Nutr, 2011, 93(5): 1053-1061.

[55] EOM B W, JOO J, KIM S, et al. Prediction Model for Gastric Cancer Incidence in Korean Populatoin[J]. PloS One, 2015, 10(7): e0132613.

[56] TANAKA S, TERASAKI M, KANAO H, et al. Current status and

future perspectives of endoscopic submucosal dissection for colorectal tumors. Dig Endosc, 2012, 24(Suppl 1): 73-79.

[57] SCHERNHAMMER E S, LEITZMANN M F, MICHAUD D S, et al. Cholecystectomy and the risk for developing colorectal cancer and distal colorectal adenomas[J]. Br J Cancer, 2003, 88(1): 79-83.

[58] STEIN K, BOROWICKI A, SCHARLAU D, et al. Effects of synbiotic fermentation products on primary chemoprevention in human colon cells[J]. J Nutr Biochem, 2012, 23(7): 777-784.

[59] SCHULZ M D, ATAY C, HERINGER J, et al. High — fat-diet-mediated dysbiosis promotes intestinal carcinogenesis independently of obesity[J]. Nature, 2014, 514(7523): 508-512.

[60] IMPERIALE T F, RANSOHOFF D F, et al. Risk for colorectal cancer in persons with a family history of adenomatous polyps: a systematic review[J]. Ann Intern Med, 2012, 156(10): 703-709.

[61] IMPERIALE T F. Aspirin and the prevention of colorectal cnacer[J] . N Engl J Med, 2003, 348: 879-880.

[62] ROY H K, KAROLSKI W J. WALI R K, et al. The nonsteroidal anti-inflammatory drug, nabumetone, differentially inhibits beta-catenin signaling in the MIN mouse and azoxymethane-treated rat models of colon carcinogenesis[J]. Cancer Lett, 2005, 217: 161-169.

[63] LEVY R. Sulindac in familial adenomatous polyposis[J]. N Engl J Med. 2002, 347: 615.

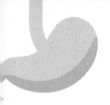

参考文獻

[64]   YOKOE M, TAKADA T, MAYUMI T, et al. Japanese guidelines for the management of acute pancreatitis: Japanese Guidelines 2015 [J]. J Hepatobiliary Pancreat Sci, 2015, 22(6): 405-432.

[65]   FURUSAWA Y, OBATA Y, FUKUDA S, et al. Commensal microbe-derived butyrate induces the differentiation of colonic regulatory T cells[J]. Nature, 2013, 504(7480): 446-450.

[66]   MATRICON J, MELEINE M, GELOT A, et al. Review article: associations between immune activation, intestinal permeability and the irritable bowel syndrome[J]. Aliment Pharmacol Ther, 2012, 36(11-12): 1009-1031.

[67]   ANDERSON J L, EDNEY R J, WHELAN K. Systematic review: faecal microbiota transplantation in the management of inflammatory bowel disease[J]. Aliment Pharmacol Ther, 2012, 36(6): 503-516.

[68]   DIGNASS A, LINDSAY J O, STURM A, et al. Second European evidencebased consensus on the diagnosis and management of ulcerative colitis. Part 2: current management[J]. J Crohns Colitis, 2012, 6(10): 991-1030.

[69]   ORLANDO A, RUSSO F. Retraction note to: intestinal microbiota, probiotics and human gastrointestinal cancers[J]. J Gastrointest Cancer, 2013, 44(4): 491.

[70]   VA SIJEVIC T, SHAH N P, Probiotics-From Metchnikoff to bioactives[J]. International dairy journal, 2008, 18: 969-975.

[71]   BENGMARK S. Colonic Food: Pre - and Probiotics[J]. American

Journal of Gast roenterlolgy, 2006, 95: 5-7.

[72] WHELAN K, MYERS C E. Safety of probiotics in patients receiving nutritional support: a systematic review of case reports, randomized controlled trials, and nonrandomized trials[J]. Am J Clin Nutr, 2010, 91: 687-703.

[73] Center for Disease Control and Prevention. Detection of Enterobacteriaceae isolates carrying metallo-beta-lactamase-United States, 2010[J]. MMWR Morb Mortal Wkly Rep, 59(24): 750.

[74] ABE F, MUTO M, YAESHIMA T, et al. Safety evaluation of probiotic bifidobacteria by analysis of mucin degradation activity and translocation ability[J]. Anaerobe, 2010, 16(2): 131-136.

[75] FONG Y M, SUN R L, JARNAGIN W, et al. An anslysis of 412 cases of HCC at a western center[J]. Ann. Surg, 1999, 22(6): 79.

[76] CHUANG S C, LA VECCHIA C, BOFFETTA P. Liver cancer: descriptive epidemiology and risk factors other than HBV and HCV infection[J]. Cancer Lett 2009, 286: 9-14.

[77] LIM S G, MOHAMMED R, YUEN M F, KAO J H. Prevention of hepatocellular carcinoma in hepatitis B virus infection[J]. J Gastroenterol Hepatol 2009, 24: 1352-1357.

[78] LABBE G, PESSAYRE D, FROMENTY B. Drug -induced liver injury through mitochondrial dysfunction: mechanisms and detection during preclinical safety studies[J]. Fundam Clin

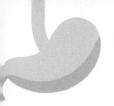

Pharmacol, 2008, 22: 335-353.

[79] PESSAYRE D, MANSOURI A, BERSON A, et al. Mitochondrial involvement in drug-induced liver injury[J]. Handb Exp Pharmacol, 2010, 196: 311-365.

[80] MENDY M E, WELZEL T, LESI O A, et al. Hepatitis B viral load and risk for liver cirrhosis and hepatocellular carcinoma in The Gambia, West Africa[J]. J Viral Hepat, 2010, 17(2): 115.

[81] TERRAULT N A. Benefits and risks of combination therapy for hepatitis B[J]. Hepatology, 2009, 49(5 suppl): S 122 -128.

[82] PAPADOPOULOS V P, CHRYSAGIS D N, PROTOPAPAS A N, et al. Peginterferon alfa-2b as monotherapy or in combination with lamivudine in patients with HBeAg-negative chronic hepatitis B: a randomized study[J]. Med Sci Monit, 2009, 15(2): CR 56 -61.

[83] TERRAULT N A, BZOWEJ N H, CHANG K M, et al. AASLD guidelines for treatment of chronic hepatitis B [J]. Hepatology, 2016, 63 (1): 261-283.

[84] SARIN S K, KUMAR M, LAU G K, et al. Asian-Pacific clinical practice guidelines on the management of hepatitis B: a 2015 update[J]. Hepatol Int, 2016, 10(1): 1-98.

[85] MARTIN P, LAU D T, NGUYEN M H, et al. A treatment algorithm for the management of chronic hepatitis B virus infection in the United States: 2015 Update[J]. Clin Gastroenterol Hepatol, 2015, 13(12): 2071-2087.

[86] SINGH A E, PLITT S S, OSIOWY C, et al. Factors associated with

vaccine failure and vertical transmission of hepatitis B among a cohort of Canadian mothers and infants[J]. J Viral Hepat, 2011, 18: 468-473.

[87]　CHU C M, LIAW Y F. Prevalence of and risk factors for hepatitis B viremia after spontaneous hepatitis B surface antigen seroclearance inhepatitis B carriers[J]. Clin Infect Dis, 2012, 54: 88-90.

[88]　SEO S I, KIM H S, KIM W J, et al. Diagnostic value of PIVKA-II and alpha-fetoprotein in hepatitis B virus-associated hepatocellular carcinoma[J]. World J Gastroenterol, 2015, 21: 3928-3935.

[89]　LAMPERTICO P, MAINI M, PAPATHEODORIDIS G. Optimal management of hepatitis B virus infection-EASL Special Conference[J]. J Hepatol, 2015, 63: 1238-1253.

[90]　MITSUNOBU M, HIROSHI T, AKIYOSHI N. Endoscopic removal of heterotopic pancreas for the relief of symptoms[J]. The American Journal of Gastroenterology, 2002, 97(12): 3205-3206.

[91]　HEATHCOTE E J, MARCELLIN P, BUTI M, et al. Three-year efficacy and safety of tenofovir disoproxil fumarate treatment for chronic Hep-atitis B[J]. Gastroenterology, 2011, 140: 132-143.

[92]　BANKS P A, BOLLEN T L, DERVENIS C, et al. Classification of acute pancreatitis-2012: revision of the Atlanta classification and definitions by international consensus[J]. Gut, 2013, 62 (1): 102-111.

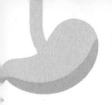

[93] ZAHEER A, SINGH V K, QURESHI R O, et al. The revised Atlanta classification for acute pancreatitis: updates in imaging terminology and guidelines[J]. Abdom Imaging, 2013, 38 (1): 125-136.

[94] BABU R Y, GUPTA R, KANG M, et al. Predictors of surgery in patients with severe acute pancreatitis managed by the step-up approach [J]. Ann Surg, 2013, 257(4): 737-750.

[95] VAN BAAL M C, BESSELINK M G, BAKKER O J, et al. Timing of cholecystectomy after mild biliary pancreatitis: a systematic review[J]. Ann Surg, 2012, 255 (5): 860-866.

後記

　　半年前，我開始著手準備本書的創作，半年後，寫完最後一節內容，整個世界一下子變得非常安靜，我打開窗戶，看到無邊的夜色，恍然想到了四個字，塵埃落定。

　　著名作家法蘭茲‧卡夫卡（Franz Kafka）曾說過，為了我的寫作，我選擇孤獨。

　　半年的時間裡，我查看了國內外上百萬字的醫學文獻，書海茫茫，字潮滾滾，我彷彿又回到了醫學生時代，對知識的渴望勝於一切，然後那些生動的文字在我的腦海裡不停跳躍，它們逐漸形成雛形，在漫長的時間裡，透過敲擊鍵盤，我將它們整理出來。

　　牛頓曾經說過，如果說我看得比別人更遠一些，那是因為我站在巨人的肩膀上。

　　我常常以此自勉，雖然科普圖書創作出來了，但是正因為那數百萬字的醫學文獻，正因為無數消化界前輩嘔心瀝血的研究成果，正因為借鑑與學習，正因為崇拜與思考，才孕育了這本書，並讓它有了科學性。

後記

　　所以要感謝的人，真的很多很多。

　　首先，我要感謝消化界的同行和前輩，他們諸多研究非常精彩，正因為有了他們的努力，才讓我們這些臨床一線的醫生有了學習參考的醫學論文、著作、圖書、影片，甚至是更新很快的臨床指南，這些豐富的精神糧食，也讓我眼界大開，受益匪淺。

　　其次，我要感謝張宇老師，謝謝她給了我這一次施展才華的機會，讓我在科普創作上更上一層樓。半年的時間裡，無論在選題，還是書名，還是文章內容方面的修訂，她都給予了莫大的幫助和指導。

　　最後，我還要感謝為本書繪製了精彩插圖的璇子，感謝燒傷超人阿寶、科普作家雲無心、科普作家子琳對本書的傾情推薦，感謝蔡安烈院長和劉冰熔院長為本書傾情作序，正因有了你們，才讓本書更加出彩。

　　然後，寫完這些感謝的話後，我的眼眶突然溼潤了。

　　我很幸福，當我把要出版科普書的消息告訴我的朋友、老師時，他們說，什麼時候出版，我們一定都來買，彬彬寫的科普，一定要看。

　　在寫此書之前，其實我已經累計發表了上百萬字的科普文章，我在網路上開通了官方帳號、粉絲專頁，成立了自己的新

媒體，有了自己的粉絲群。

很多患者經我診治，然後也讀過我的科普文章，我很慶幸，自己的努力能為他們帶來科學的健康知識，讓他們知道了如何認識疾病、預防疾病和對待疾病，在交流心得的同時，我和很多患者也都成了很好的朋友。

記得一位患者曾對我說過，寫科普文章真的很不容易。

身為一名臨床一線醫生，每天都有大量的工作要做，查房、開醫囑、寫病歷、醫患溝通、處理危急重症患者。除了要堅持天天查房，我們還要輪夜班，對醫生來說，時間真的很寶貴。寫科普文章要擠出時間，即便再累再忙也要寫，為什麼？就是因為優秀的科普文章能夠讓更多的人得到幫助。

就像一種常見的消化道疾病的預防和治療，你和患者面對面，能花半個小時完全說清楚就很不錯了，但如果你理論結合實際，透過生動的語言將它們記錄下來，想想看，一篇點擊達到「10萬＋」的科普文章，又能讓多少人獲益？而你的患者，在出院後依然可以看到你的文章，採取正確的預防措施，從而遠離疾病的困擾，他會覺得你這樣的醫生真的很可靠。

正因科普的重要，所以它越來越受歡迎，科普可以幫助更多的人，也可以快速消滅更多的謠言，讓一些居心叵測者原形畢露，正因如此，科普在很多醫院都備受重視。

後記

　　在本書創作完之後，我的眼淚灑滿鍵盤，有苦有樂、有酸有甜，它並非一種味道，所以才會讓我如此刻骨銘心，我看著這些規整的文字，在半年的時間裡，我賦予了它們生命，這眼淚，便是為生命而流。

　　當然，世界上尚無十全十美的傑作，即便我對每一篇科普文章都認真備至，但依然難以保證它們的完美無瑕。醫學領域科學研究進展非常快，每天都會出現很多新內容及新的研究成果，所以書中難免會有觀點落後甚至出錯的地方，也請更多的同行、朋友、老師給予指正，不勝感激。

丁彬彬

電子書購買

國家圖書館出版品預行編目資料

沒來由的病痛，胃都知道答案：腹中出現巨石、沒感冒卻咳嗽不斷，胃發出的警訊，你注意到了多少？/ 丁彬彬著 . -- 第一版 . -- 臺北市：崧燁文化事業有限公司 , 2022.03

　　面；　公分
POD 版
ISBN 978-626-332-183-0(平裝)
1.CST: 消化系統疾病 2.CST: 胃腸疾病 3.CST: 保健常識
415.5　　　111002936

沒來由的病痛，胃都知道答案：腹中出現巨石、沒感冒卻咳嗽不斷，胃發出的警訊，你注意到了多少？

臉書

作　　　者：丁彬彬

編　　　輯：柯馨婷

發　行　人：黃振庭

出　版　者：崧燁文化事業有限公司

發　行　者：崧燁文化事業有限公司

E - m a i l：sonbookservice@gmail.com

粉　絲　頁：https：//www.facebook.com/sonbookss/

網　　　址：https：//sonbook.net/

地　　　址：台北市中正區重慶南路一段六十一號八樓 815 室

Rm. 815, 8F., No.61, Sec. 1, Chongqing S. Rd., Zhongzheng Dist., Taipei City 100, Taiwan

電　　　話：(02) 2370-3310　　　傳　　　真：(02) 2388-1990

印　　　刷：京峯彩色印刷有限公司（京峰數位）

律師顧問：廣華律師事務所 張珮琦律師

—版權聲明—

定　　　價：299 元

發行日期：2022 年 03 月第一版

◎本書以 POD 印製